KB130377

유병장수의 시대, 무병장수를 위한

건강 인문학

– 곽동우 –

유병장수의 시대, 무병장수를 위한

건강 인문학

초판 1쇄 발행 2020년 12월 25일

지 은 이 곽동우
발 행 인 권선복
편   집 오동희
디 자 인 오지영
전 자 책 서보미
발 행 처 도서출판 행복에너지
출판등록 제315-2011-000035호
주   소 (07679) 서울특별시 강서구 화곡로 232
전   화 0505-613-6133
팩   스 0303-0799-1560
홈페이지 www.happybook.or.kr
이 메 일 ksbdata@daum.net

값 16,000원
ISBN   979-11-5602-848-2   (03510)

Copyright ⓒ 곽동우 2020

* 이 책은 저작권법에 따라 보호받는 저작물이므로 무단전재와 무단복제를 금지하며, 이 책의 내용
  을 전부 또는 일부를 이용하시려면 반드시 저작권자와 〈도서출판 행복에너지〉의 서면 동의를 받
  아야 합니다.

유병장수의 시대, 무병장수를 위한

건강
인문학

곽동우 지음

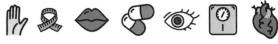

도서
출판 행복에너지

목
차

5장

악순환의 고리 끊기

추천사

중앙성모병원(동두천) 부원장 김성연

일반적으로 몸이 불편하거나 통증이 있으면 병원을 찾아 진료를 받은 후 약을 먹습니다. 사람들은 의사와 약사가 나를 건강하게 만들어 줄 것이라고 생각하지만 의사와 약사는 통증을 감소시키고 건강할 수 있도록 도와줄 뿐 실제로 건강의 주체는 본인입니다. 저자의 건강에 대한 인문학적 질문은 병원과 약에 의존하는 우리의 태도를 직시하고 반성하게 합니다. 저자와 함께 나 자신이 건강의 주체가 될 수 있는 방법을 찾아보길 기대합니다.

연세마디 신경외과 원장 권대웅

많은 의사들이 환자들을 열심히 케어하지만 모든 질병이 생각대로 호전되지는 않습니다. 이는 의료시스템의 현실적인 한계일 수도 있지만 각 개인의 습관이 질병에 미치는 영향이 크기 때문입니다. 저자는 의사들이 환자에게 일일이 설명하기 어려웠던 식습관, 생활습관, 운동과 영양의 중요성을 쉽게 전하고 있습니다. 내원하는 환자들에게 저자의 책을 한 권씩 선물해 주고 싶네요. 틈날 때마다 페이지를 넘기면 건강에 대한 지식을 듬뿍 쌓을 수 있을 것입니다.

행복한약국 약학박사 유정수

건강에 대한 일상적인 다양한 주제를 인문학적 시선으로 설명하는 매우 지혜로운 책입니다. 건강 기본 상식이 어렵지 않고 술술 읽힌다는 점이 큰 장점이라고 할 수 있겠습니다. 집중해서 읽다 보면 어느새 마지막 장까지 페이지가 넘어갑니다. 책을 덮은 후에는 어렵게만 생각되었던 건강문제와 그 해법이 보다 친숙하게 느껴질 것입니다. 본서를 통해 많은 독자들이 웰빙 라이프를 찾고 자신의 건강을 스스로 챙기는 지혜도 얻길 기대합니다.

행복한약국 약사 조미경

일반적인 건강 책들은 건강 정보들을 나열하는 경우가 많습니다. 반면 저자는 다양한 건강 정보들 간의 유기적인 관계를 잘 풀어내고 있습니다. 따라서 일반적인 건강책에서는 단순한 건강 정보를 얻을 수 있는 반면 저자의 '건강인문학'은 건강에 대한 통찰을 엿볼 수 있습니다. 분명한 인과관계를 확인하면서 저절로 고개가 끄덕여지고 납득이 되는 경험을 제공하는 도서임으로 추천하는 바입니다.

한의학박사 / [허준할매건강TV] 36만 구독자 보유 유튜버 최정원

여러분께선 스스로 본인과 가족의 주치의가 되고 싶지는 않으신가요? 현대 질병 중 의사가 고칠 수 있는 병은 25% 정도입니다. 그렇다면 나머지 75%는 누가 고칠까요? 바로 여러분 자신입니다. 질병을 예방하거나 치료할 수 있는 주체는 의사가 아니라 바로 본인 자신입니다. 질병은 몸과 마음과 정신의 유기적 작용에 의해 발생되는 것이기 때문입니다. 의술의 대상이 질병 그 자체가 아니라 그것을 포함한 병든 그 사람 전체이어야 하는 것이죠. 저자의 말처럼 이 책은 "자신의 자연치유력을 믿는 사람과 건강에 대한 통찰력을 얻고 싶은 사람들을 위한 책"입니다. 이 책을 일독하신다면 여러분은 스스로 자신과 가족을 위한 가정주치의로서 예방의술을 실천하실 수 있으실 겁니다.

메디슨 약국 약사 박진성

오늘날 현대의학은 분명한 목적이 있고 많은 역할을 하고 있습니다. 하지만 현대의학의 한계성과 부작용이 있는 것도 사실입니다. 저는 저자가 이 명제에 대한 하나의 해법을 우리에게 제시하고 있다고 생각하며 의료 종사자와 환자 그리고 보호자들에게 일독을 권합니다. 내 몸의 건강은 내가 챙기자! 그런 모토를 가지고 계신 분이라면 큰 도움이 될 책입니다.

으뜸약국 약사 이정희

자기 몸을 끊임없이 관찰하고, 질병을 살피며 그 해결책을 찾아서 실천하고 있는 저자의 열정과 끈기에 박수를 보냅니다. 자신이 건강하다고 장담할 수 없다면 이 책을 읽고 건강을 위해 무엇을 해야 할지 고민하고 필요한 부분을 실천하길 권합니다. 책의 모든 구성이 꼼꼼하여 어느 장을 펼쳐보아도 도움이 되는 유익한 정보들이 많습니다. 저자의 '건강인문학'으로 내게 맞는 건강 관리법을 찾는 기회가 되길 응원합니다.

키푸드 대표 한약사 김대호

우리나라 사람들은 건강기능식품이나 약을 좋아하는 편입니다. 그리고 일부는 좋아하는 수준을 넘어서 과용하는 경우도 많은 것이 현실이죠. 각종 건강기능식품과 약이 넘쳐나는 상황에서 정말 우리에게 필요한 것은 무엇일까요? 선택이 쉽지 않죠. 하지만 기준이 명확하면 선택은 어렵지 않습니다. 저자의 책은 여러분들이 건강기능식품과 약 선택의 기준을 정하는 데 도움이 되는 이야기를 들려 주고 있습니다. 살아가면서 건강기능식품과 약을 꼭 먹어야 한다면 저자의 책을 통해 현명한 선택의 기준을 배워 보길 추천합니다.

아는 만큼 건강할 수 있다

질문에 답하지 않는 의사들

어릴 때 천식과 비염이 있었다. 성장하면서 천식은 없어졌지만 비염은 늘 나를 힘들게 했다. 그리고 24살 때 포도막염이 생기면서 녹내장이 왔다. 운동도 열심히 하고 과일도 잘 챙겨 먹었지만 비염과 녹내장은 늘 나를 따라 다니면서 여러 가지 불편함을 주었다.

나는 왜 젊은 나이에 녹내장이 왔는지, 왜 계절마다 비염이 오는지, 왜 염증이 생기는지, 약을 평생 먹어도 괜찮은지 궁금했다. 그래서 진료를 받을 때마다 병의 원인이나 기전을 의사에게 물어보았지만 시원하게 대답해주는 의사는 없었고 핀잔을 주는 의사들은 많았다.

어떤 의사는 "의학이라는 것이 전국에 1, 2등 하는 학생들도 쉽지 않은 학문인데 이야기 해준들 이해가 되겠느냐"고 했고, 심지어는 진료비를 받지 않을 테니 오지 말라는 의사도 있었다. 또, 약을 먹고 콧속 농이 빠지는 원리가 궁금하다고 했더니 "제가 알아서 하니까 궁금해 할 필요 없다"고 했다.

"그렇게 궁금하면 의대에 들어가서 공부해 보라"는 의사도 있었고 질문이 5분을 넘어가자 대기하는 환자들에게 민폐를 끼치고 있다며 핀잔을 주기도 했다. 내가 하면 안되는 질문을 한 것일까? 공짜로 진료를 받는 것도 아닌데 아픈 이유, 복용하는 약이 작동하는 원리와 부작용에 대해 묻는 것이 잘못된 것일까?

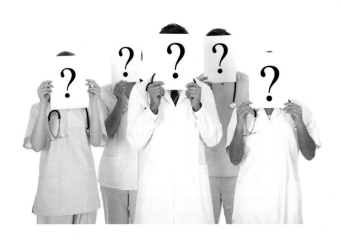

건강에 대한 인문학적 접근

인문학은 질문으로 시작해서 질문으로 끝난다. 궁금한 것을 질문하고 이를 해결하기 위해 인문학 속에서 뛰어난

천재들의 의견을 듣는다. 그리고 그 내용을 바탕으로 어떻게 적용할 것인지를 스스로에게 질문을 던져야 한다. 이런 질문 속에서 우리는 더 나은 삶을 찾아갈 수 있다.

필자는 답해주지 않는 의사들에게 묻기를 그만두고 가장 효율적인 도구인 책을 선택했다. 건강 책을 쓴 저자들은 대부분 현직 의사로서 나의 질문에 대해 아주 쉽고 상세하게 설명해 주었다. 책 속의 수많은 정보들은 서로 상충하는 부분도 있었지만 크게 두 가지로 요약 되었다. 첫째는 현대적 진단학을 통해서 질병을 분석해서 약과 수술을 적극적으로 활용하는 것이다. 두 번째는 히포크라테스가 강조한 음식, 운동, 면역력의 가치를 알려주고 몸의 자연치유력 극대화를 강조했다. 수많은 정보들 속에서 어떤 것이 정말 나의 건강을 지켜 줄 수 있을까? 끝없는 질문을 하면서 건강에 대한 지혜를 얻을 수 있었다.

아는 만큼 건강할 수 있다.

건강은 활력 넘치고 면역력이 높고 자가치유능력이 활성화 된 상태다. 이는 우리 몸을 구성하는 약 60조 개의 세포가 정상적으로 작동할 때 가능하다. 반면 건강하지 못한 경우는 세포의 비정상적인 작동으로 일어난다. 세포의 이런 비정상적인 작동은 세포가 손상되었거나 정상적인 작동에 필요한 환경이 충족되지 못했거나 두 가지 상황이 한꺼번에 닥친 경우다. 따라서 우리는 세포의 손상을 회복하고 정상적인 작동을 할 수 있도록 환경을 만들어 주어야 한다. 여기서 환경이란 세포의 손상을 가중 시키는 요소를 제거하고 세포가 필요로 하는 요소를 충족시키는 일이다. 그러면 세포는 자가치유능력으로 스스로의 상처를 회복해서 정상적으로 면역력을 작동하고 필요한 에너지를 충분히 생산한다.

이런 신체적 기전機轉을 이해하기 위해서는 우리 몸에 대해서 알아야 한다. 그렇다고 어렵게 생각할 필요는 없다. 인체에 대한 복잡하고 어려운 내용은 의사들에게 맡기고 우리는 간단한 건강의 원리와 몸이 보여주는 현상에 대한 이해만으로도 충분히 건강하게 살 수 있다. 이 책은 이런 간단한 건강 원리를 시작으로 건강에 대한 다양한 질문과 몸을 이해하는데 유용한 정보를 담았다. 그리고 악순환을 끊고 건강의 선순환을 시작하는데 도움이 되는 습관을 이야기하고 있다.

당부의 말

이 책은 눈부신 현대 의학의 발전을 부정하려는 것이 아니다. 아프면 병원에 가는 것이 당연하다. 하지만 맹목적으로 약이 병을 낮게 한다는 생각을 하거나 하나의 제품이나 식품이 건강을 책임진다는 이야기에 대해서 합리적인 의심을 가져야 한다.

따라서 이 책은 필자처럼 건강에 대한 질문이 많은 사람, 다수의 건강 책을 읽었지만 정리가 잘 되지 않는 사람, 건강한 100세를 꿈꾸는 사람, 자신의 자연치유력을 믿는 사람, 건강에 대한 통찰을 얻고 싶은 사람들을 위한 책이다.

반대로 현재 의료 시스템에 만족하는 사람, 유병장수가 어쩔 수 없는 현실이라고 받아들이는 사람, 나이와 질병은 정비례 한다고 믿는 사람, 병은 약으로만 고칠 수 있다고 생각하는 사람, 내 건강은 의사가 책임진다고 생각하는 사람들에게는 권하고 싶지 않다.

책을 읽을 때는 의심하고 질문하며 도움이 되는 것은 취하고 도움이 되지 않는 것은 과감하게 버려라. 더 깊이 있는 내용이 필요하다면 참고 도서를 활용하면 도움이 된다.

여러분들의 건강은 의사를 포함한 그 누구도 책임지지 않는다. 수술이나 약물 부작용이 생겨도 의사들은 나름의 회피 기술을 가지고 있다. 결국 건강에 대한 모든 책임은 본인에게 있다. 그러기 위해서는 자신의 몸과 건강에 대해서 알아야 한다. 즉 아는 만큼 건강해질 수 있다. 이 책이 여러분들의 건강 상식을 더하고 나아가 100세 시대 건강한 삶을 살아가는데 작은 보탬이 되길 기대한다.

유병장수의 시대, 무병장수를 위한

건강 인문학

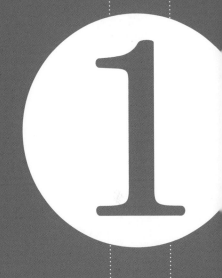

1

질문을 하면 건강이 보인다

행복한 100세를 위한 조건

이제 인류는 호모 헌드레드HOMO HUNDRED로 진화하고 있다. 호모 헌드레드는 의학기술 등의 발달로 100세 장수가 보편화되면서 2009년 유엔이 작성한 '세계인구고령화World Population Aging' 보고서에서 처음 등장한 신조어다.

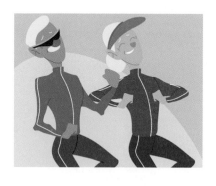

평균수명이 80세를 넘는 국가가 2000년에는 6개국에 불과했지만, 2020년에는 31개국으로 늘어났다. 또한 전 세계 100세 이상 인구도 34만 3000명에서 2050년에는 320만 명으로 약 10배가량 증가할 전망이다. 한국만 해도 2012년 2386명이던 100세 이상 인구가 2030년에는 1만 명, 2040년에는 2만 명에 육박할 것으로 예상된다고 한다.

드디어 진시황제가 그토록 원했던 장수의 시대가 도래한 것이다. 하지만 마냥 기뻐하기에는 고민이 많다.

2014년 OECD 회원국 노인 빈곤율 평균은 12.1%인데 비해서 우리나라는 48.8%로 1위다. 노인 두 명 중 한 명이 빈곤하다는 이야기다. 노인 자살률도 OECD 평균이 18.8명인데 비해서 우리나라는 58.6명으로 1위다. 이런 상황에서 늘어나는 삶을 마냥 기뻐하기에는 현실이 녹록치 않다. 그렇다면 행복한 100세를 맞이하기 위해서는 어떤 것이 필요할까? 거꾸로 우리는 어떤 문제로 노년이 불행해지는 걸까?

여러 가지 견해가 있지만 공통적으로 건강과 경제력이 강조되고 있다. 건강이 받쳐주지 않는 수명 연장은 축복이 아니라 재앙이며 노년기 삶의 질은 건강수명이 좌우한다고 해도 과언이 아니다. 그런데 현실은 평균수명이 건강수명으로 이어지기 보다는 병에 걸려 약 6~7년의 와병 생활로 이어지는 경우가 많다. 침대에 누워 간병인의 수발을 받으며 자신이 먹고 싶은 것도 못 먹고 하고 싶은 것도 못하는 시간이 늘어나는 것이다. 물론 삶의 질도 떨어질 수밖에 없다. 이런 삶을 살지 않기 위해서는 일찍부터 건강에 관심을 가지고 관리해야 한다는 것을 누구나 알고 있지만 실제로 행동으로 옮기는 것은 쉽지 않다.

또한 사회적 건강을 위해서는 관계수명이 중요하다. 성격이 좋거나 언변이 뛰어나거나 재주가 있으면 사람들과 어울리기 쉽다. 물론 이런 재주가 없어도 방법은 있다. 나이가 들면 입을 닫고 지갑을 열라는 이야기가 있다. 조금 불편한 이야기일 수도 있지만 돈이 없는 것보다 돈이 있으면 부자관계, 친구관계, 부부관계, 형제관계를 조금 더 원만하게 이어갈 수 있다. 정년 이후에 사람들과의 관계가 소원해지는 이유 중 경제적 문제가 크다고 한다. 즉 경조사 및 각종 모임에 들어가는 비용이 부담스러우면 인간관계를 줄이는 것이다. 그리고 경제력은 인간관계뿐만 아니라 균형된 영양공급, 운동, 치료, 삶의 질에도 많은 영향을 미친다.

인류가 원하든 원하지 않든 곧 호모 헌드레드HOMO HUNDRED시대가 도래할 것이다. 이 멋진 시대를 행복하게 맞이하기 위해서 미리 건강과 경제력을 챙기지 않는다면 인류는 혹독한 100세 시대를 맞이할 수 있다는 사실을 잊어서는 안 된다.

무병장수가 아닌 유병장수(有病長壽)를 강요하는 시대

"유병장수有病長壽의 시대에는 두 가지만 기억하세요.
바로 건강한 습관과 좋은 친구(보험)"

몇 년 전 보험회사 광고에서 내가 좋아하는 배우 차태현이 한 대사다. 광고를 그냥 보면 재미있지만 그 내용 중 유병장수有病長壽라는 단어를 곱씹어 보면 마음이 편치 않다.

우리가 원하는 것은 건강하게 오래 사는 것이다. 그런데 현실은 아이러니하게도 무병장수無病長壽의 시대가 아니라 유병장수有病長壽의 시대를 이야기한다. 병을 가지고 오래 사는 시대가 도래한 것이다.

통계청 자료에 따르면 우리의 기대수명은 2008년 남자 76.60세, 여자 82.96세에서 2016년 남자 79.30세, 여자 85.41세로 늘었다. 학자들은 100세 시대가 곧 도래 한다고 말한다. 그리고 심지어는 120세의 기대수명을 이야기하기도 한다. 하지만 기대수명에서 질병이나 부상으로 인하여 활동하지 못한 기간을 뺀 건강나이는 2012년 남자 65.7세에서 2016년 64.9세로 줄어들고 있다. 즉 기대 수명은 늘었지만 건강하게 사는 기간은 줄어들고 있다. 아파서 또는 거동이 불편해서 병석에서 생활하는 시간이 늘어나고 있는 것이다.

통계를 보지 않고 주변만 살펴보아도 이런 현상을 쉽게 확인할 수 있다. 사고를 제외하고 자연사하는 사람들을 살펴보면 80세 이상 된 분들이 상당히 많다. 반면 40대 이후 혈압약, 당뇨약, 고지혈증 약 중에서 하나 이상 먹지 않는 사람을 찾아보기가 어렵다. 사람들은 "나이가 들면 다 그렇다, 어쩔 수 없는 노화의 결과다"라며 서로를 위로한다. 그리고 관리만 잘하면 별 문제 없다고 이야기하는 의사의 진료를 받고 열심히 약을 먹으면서 평생을 보낸다. 우리 할머니도 그렇게 사셨다. 약 20년 동안 당뇨약을 드셨고 여기저기가 불편하다면서 여러 가지 약을 챙겨 드신 기억이 난다. 거동도 불편해서 수 년 동안 외출을 못하고 3년 동안 요양원에 계시다가 88세로 돌아가셨다.

다행히 부모님은 건강을 잘 챙긴 덕분에 아직 드시는 약이 없다. 우리 가족은 장수보다는 하고 싶은 것하고 먹고 싶은 것 먹고 만나고 싶은 사람을 만나며 사는 것을 중요하게 여긴다. 이것이 우리 가족만의 이야기일까?

누구나 무병장수有病長壽를 꿈꾸지만 어떤 이유로 우리 사회는 이미 유병장수有病長壽를 고착화하는 시스템을 구축했다. 덕분에 오랫동안 살면서 당뇨약, 혈압약, 고지혈증 등의 약을 챙겨 먹는 사람들이 꾸준히 늘어나고 있다. 왜 무병장수를 위해서 병을 치료하지 않고 평생 약으로 증상만을 억제하는 것일까? 이런 어려운 질문과 마주할 때 이익이라는 관점에서 보면 어떨까? 아프며 오랫동안 살면서 약을 먹는 사람들이 누군가에게는 평생 안정적인 이익을 제공하는 고객이기 때문이다. 과도한 비약이라고 할 수도 있고 허무맹랑한 음모설이라고 생각한다면 저자 조한경의 『환자혁명』을 추천한다. 의료 사업이 기업과의 밀착을 통해서 얼마나 많은 이익을 추구하고 있는지, 그리고 그 수익을 극대화하기 위해서 얼마나 많은 정보를 왜곡하고 있는지를 알 수 있을 것이다.

'미래는 유병장수有病長壽의 시대'라는 말에 공감해도 좋다. 또는 용기 있게 '무병장수有病長壽'의 삶을 선택해도 좋다. 중요한 것은 사회적 강요가 아니라 내가 원하는 행복한 삶이 무엇인지 생각하고 스스로 판단한 선택이다. 그래야만 후회를 남기지 않기 때문이다.

의학의 발전과 비례해서
늘어나는 환자의 수

2013년 맷 데이먼이 출연한 영화 '엘리시움'을 보면 병에 걸리거나 다쳐도 캡슐모양의 의료 장비에 들어가서 누워 있으면 진단에서 치료까지 한 번에 해결해 주는 장비가 나온다. 2012년 개봉한 '프로메테우스'라는 영화에서도 복부 개복수술까지 가능한 의료용 캡슐이 나온다. 과학이 발달하면 질병을 크게 걱정하지 않으며 살 수 있을 것 같다.

영화 속 이야기만큼은 아니지만 의학은 매년 급속도로 발전하고 있다. 인간의 유전자 지도까지 파악되면서 곧 모든 질병을 정복할 수 있을 것 같았다. 그런데 각종 데이터를 보면 현실은 생각보다 만만치 않다.

2017년 보건복지부, 국민건강영양조사에 따르면 만 30세 이상 전체 고혈압 유병률은 26.9%, 당뇨병 유병률은 10.4%, 고지혈증 유병률은 21.5%였다. 또한 2012년 전국 치매역학조사 결과 2012년의 65세 이상의 노인 치매 유병률은 9.18%였다. 10년 동안의 유병률을 살펴보면 지속적으로 증가하는 모습을 보이고 있다.

분명 응급질환이나 사고로부터 생존하는 사람은 늘었다. 하지만 당뇨, 고혈압, 고지혈증과 같은 대사질환과 비염, 루프스, 천식, 아토피 같은 면역질환 환자는 꾸준히 늘어나고 있다.

이런 상황은 굳이 데이터를 보지 않더라도 주변을 관심 있게 살펴보면 쉽게 확인할 수 있다.

40대에 들어오면서 친구들이 당뇨약, 고혈압약, 고지혈증약 중 하나 이상의 약을 먹기 시작했다. 더 큰 문제는 약을 접하는 시기가 점점 빨라지고 있다는 점이다. 반면 우리 부모님은 60대 후반으로 아직 정기적으로 드시는 약이 없다. 병원에 가면 의사가 건강을 잘 관리하고 있다고 칭찬을 한다고 했다. 아프고 약을 먹는 것이 일상이 되고 아프지 않은 것이 특별한 일이 되어 버렸다.

사람이 병에 걸리면 병의 원인을 찾아서 관리하면 된다. 하지만 현대의학의 발전된 진단학은 원인보다는 증상을 측정해서 수치화했다. 그리고 기준 수치를 넘으면 이를 정상 범위로 조정하기 위해서 약을 쓴다. 심지어는 증상이 기준에 미치지 못하면 원인을 찾아서 관리하기보다는 조금 더 지켜보자는 이야기를 한다. 의사들 입장에서는 당연한 이야기다. 제멋대로 약을 쓰는 것이 아니라 명확한 수치적 근거에 따라 약을 써야 하기 때문이다.

이렇게 병증을 관리하는 것을 병을 치료한다고 할 수 있을까? 약으로 혈당 수치를 떨어뜨리고 혈압을 떨어뜨리면 당뇨와 고혈압이 치료된 것일까? 우리는 아플 때 약을 먹고 상태가 호전되면 약을 조금씩 줄이다가 완치되면 약을 끊고 싶어 한다. 그런데 의사들은 약을 평생 먹으면서 관리해야 한다고 한다. 당뇨약과 고혈압 약을 먹으면 우선 도움이 되지만 시간이 지나면 약이 조금씩 늘어난다. 그리고 그 약 때문에 이런 저런 부작용이 나타나기도 한다. 이런 대증치료는 환자의 수를 줄이기보다는 유지하고 첨단화된 진단 기술은 더 많은 사람들을 환자로 만들어 가고 있다.

문제가 발생하면 그 문제의 원인을 파악해서 제거하거나 교정하면 된다. 즉 환자에게서 질병이 확인되면 그 원인을 찾아서 제거하면 환자를 회복시킬 수 있다. 하지만 대증치료는 원인 치료보다 주로 병증을 통제한다. 약으로 병증을 누르는 것이다. 그리고 시간이 흐르면서 원인이 누적되거나 심해지면 병증의 증가에 따라 약도 증가한다.

결국 환자라는 꼬리표를 떼는 게 쉽지 않은 것이 현실이다.

환자라는 꼬리표를 떼고 싶다면 스스로 질병의 원인을 찾기 위해서 많은 고민을 해야 한다. 물론 주치의와 함께 당신이 가진 질병의 원인에 대해서 고민하는 것이 가장 이상적이다. 하지만 의사들은 너무 바빠서 당신에게 3분 이상의 시간을 할애하기 어렵다. 그래도 다행인 것은 질병의 원인을 찾는 것이 생각보다 어렵지 않다. 대부분의 대사질환은 섭생의 문제에서 시작되는 경우가 많기 때문이다. 즉 먹는 습관과 생활 습관을 잘 살펴보면 질병의 원인을 찾을 수 있다. 약과 더불어 병증의 원인을 제거하거나 교정할 수 있다면 누구나 환자라는 꼬리표를 뗄 수 있다. 물론 이렇게 하기 위해서는 결단과 약간의 노력이 필요하다.

나이가 들면 떨어지는 회복력

나이가 들면서 가장 크게 느끼는 변화는 상처가 잘 낫지 않는다는 점이다. 젊었을 때는 하루만 자고 일어나도 상처가 아물기 시작했는데 요즘은 2~3일이 걸리는 것 같다. 그리고 상처가 나아도 흉터가 선명하게 생기는 경우도 많다. 또한 피로가 풀리는 속도도 아주 느려졌다. 왜 이렇게 회복력이 떨어지는 것일까? 막연하게 노화를 이야기하는데 노화가 회복력에 어떤 영향을 미치는 것일까?

우리 몸의 치유 시스템은 아주 복잡하다. 복잡한 것은 전문가에게 맡기고 우리는 간단한 개념만 들여다보자. 기계를 운행하면 각 부품들은 손상을 받는다. 우리 몸도 이와 같아서 일하고 놀고 종일 쉬어도 몸을 구성하는 세포들은 손상을 받는다. 기계는 일정 수준의 손상이 진행되면 새로운 부품으로 교환하지만 우리 몸은 스스로 매일 손상된 세포를 복원한다. 주로 밤에 잘 때 혈액으로 공급된 영양과 산소를 활용해서 세포가 복원된다.

　그런데 주로 다음과 같은 요소들이 정상적인 회복을 어렵게 만든다. 첫째, 양질의 혈액 부족이다. 양질의 혈액이란 세포가 활동하고 회복하는데 필요한 영양과 산소가 충만한 혈액이다. 신체는 영양이 풍부한 토양에서 길러진 식품으로부터 필요한 영양소를 얻도록 설계되었다. 하지만 현실은 영양이 풍부한 토양이 아닌 주로 대량생산체계에 의해 비료와 인위적인 시스템으로 길러진다. 또한 여기에 가공 과정에서 식품 첨가물, 발색제, 보존제 등이 들어간다. 이런 음식들은 풍부한 칼로리를 제공하지만 비타민과 미네랄과 같은 미세영양소는 부족한 경우가 많다.
　우리는 심호흡을 해야 산소를 충분히 받아들일 수 있다는 사실을 안다. 그런데 우리는 하루에 몇 번의 심호흡을 할까? 스마트폰, 컴퓨터 작업과 같은 오랜 시간 집중하는 일을 하다보면 흉식호흡으로 인해 호흡이 짧아진다. 당연히 산소 흡입량도 떨어진다. 손상된 세포를 치유하기 위해서는 영양과 산소가 충만한 양질의 혈액이 꼭 필요하지만 현실적으로 우리는 양질의 혈액을 생산하는데 어려움을 겪고 있다.

　둘째, 혈액순환이 제한된다. 양질의 혈액이 만들어지면

그것을 각 세포에게 잘 전달해야 하는데 그 역할을 모세혈관이 한다. 그런데 모세혈관은 40대부터 급격하게 줄어들어서 60대에는 모세혈관의 약 40%가 감소한다. 나이가 들어도 동맥과 정맥의 수는 변하지 않지만 모세혈관은 나이와 함께 감소하는 것이다. 모세혈관이 줄어들면 세포에 영양과 산소 공급이 어려워지고 노폐물을 제대로 배출하지 못하면서 신체의 노화가 급속도로 진행될 뿐만 아니라 다양한 질병에 노출 될 수 있다. 그런데 모세혈관은 왜 감소하는 것일까? 『모세혈관』의 저자 네고로히데유키는 불규칙한 생활, 불균형한 식사와 수면, 운동 부족, 활성산소, 자율신경과 호르몬의 불균형 때문이라고 한다. 그리고 모세혈관을 늘리는 가장 효과적인 방법으로 근육운동과 유산소 운동을 제안했다. 근육운동과 유산소 운동을 함께 하면 근육세포가 산소를 대량으로 원하기 때문에 새로운 모세혈관이 만들어진다는 것이다. 용불용설用不用說, 즉 '자주 사용하는 기관은 발달하고 그렇지 않은 기관은 퇴화한다'는 프랑스의 진화론자 J.라마르크의 말을 그대로 보여 주고 있다.

셋째, 세포의 털(당사슬)이 부족하다. 양질의 혈액이 모세혈관을 타고 세포에 도착하면 세포는 표면의 털(당사슬)을 이용해서 필요한 영양을 인지한다. 그런데 세포의 영양상태가 좋지 않고 지속적인 손상을 받으면 세포 표면의 털(당사슬)이 줄어든다. 즉 부족한 세포의 털(당사슬)은 혈액 속 영양을 제대로 인지하지 못하기 때문에 세포가 충분한 영양을 받아들일 수 없는 것이다.

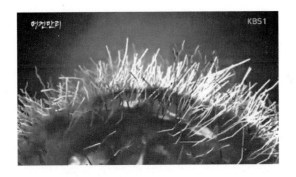

넷째, 독소 때문이다. 환경호르몬, 각종 화학물질, 식품 첨가물, 미세먼지 등과 같은 외부독소와 잉여된 당, 체지방, 활성산소와 각종 노폐물과 같은 내부독소는 신체가 회복하려는 정상적인 대사활동을 방해한다. 외부 독소에 노출을 줄이고 체내 독소를 배출할 수 있다면 보다 원활하게 신체를 회복할 수 있다.

이외에도 스트레스, 수면의 부족, 수분의 부족 등 다양한 요소들이 있다. 나이 탓만 하기보다는 자신의 몸을 살펴서 가장 문제가 되는 요소들을 순차적으로 제거 또는 교정할 수 있다면 현재보다 나은 회복력을 얻을 수 있다.

면역력
챙기셨어요?

홍삼광고를 보면 모델이 나와서 부모님이나 아이들에게 면역력을 챙겼는지 묻고는 홍삼을 챙겨주는 장면이 나온다. 면역력을 이렇게 간단하게 챙길 수 있다면 얼마나 좋을까.

사스, 메르스, 코로나바이러스의 등장으로 막연하게 생각했던 면역력에 대해서 많은 사람들이 관심을 가지게 되었다. 그리고 이런 면역력을 올리기 위해 몸에 좋은 음식을 챙겨 먹고 주기적으로 물을 마시면서 운동과 휴식이 강조되고 있다. 이렇게 하면 정말 면역력 향상에 도움이 될까? 아무것도 하지 않는 것보다는 분명 도움이 된다. 하지만 면역력을 제대로 관리하기 위해서는 면역력을 이해하는 것이 중요하다.

근력의 주체가 근육이라면 면역력의 주체는 세포다. 세균, 바이러스, 병원균, 기타 이물질에 신체가 노출되면 1차적으로 코와 입에 있는 세포들이 이를 감지한다. 그리고 재채기와 점액질을 증가시켜 이물질들을 걸러낸다. 이를 뚫고 체내로 들어온 이물질이 세포에 접근하면 세포는 적을 인지하고 백혈구와 같은 면역세포들에게 연락을 한다. 연락을 받고 달려온 면역세포들이 적을 정확하게 인지하고 제거하면 우리는 건강을 유지할 수 있다. 이런 면역 시스템을 정상적으로 작동하기 위해서는 각 세포들이 세균, 바이러스, 병원균, 기타 이물질을 인지하는 능력과 일반세포와 면역세포간의 소통이 원활해야 한다. 이런 세포의 인지와 소통은 세포 표면에 있는 털(당사슬)이 그 역할을 한다. 그런데 세포가 손상을 받으면 세포의 눈과 손의 역할을 하는 세포의 털(당사슬)의 수가 줄어들면서 세포가 제 기능을 하지 못한다. 결국 세포가 적을 제대로 인지하지 못하고 면역세포와의 소통이 제한되면서 면역력이 떨어지는 것이다.

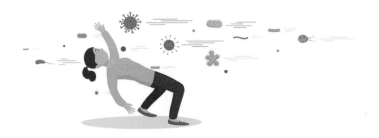

면역력을 높이기 위해서는 면역의 주체인 세포가 정상적으로 작동할 수 있도록 환경을 만들어 주면 된다. 그 방법들 중 가장 기본적인 방법을 살펴보면 첫째, 균형된 식사다. 균형된 식사는 세포의 에너지원이자 손상된 세포를 복원하는데 필요한 양질의 혈액을 생산하는데 아주 중요한 역할을 한다. 하지만 인스턴트 식품의 증가와 바쁜 일상은 5대 영양소를 고려한 균형된 식사를 어렵게 하고 있다. 또한 바쁜 일상과 제대로 씹지 않는 식습관 때문에 위와 장이 좋지 않은 사람들이 많다보니 먹은 음식조차 제대로 소화, 흡수하지 못하는 경우가 많다. 따라서 균형된 식사가 제한된다면 자신에게 부족한 영양을 건강식품으로 보충하는 것도 좋은 선택일 수 있다.

둘째, 적절한 운동이다. 운동은 칼로리를 소모하고 양질의 혈액 생산에 필요한 산소량을 증가 시키고 혈액순환을 촉진한다. 아무리 좋은 음식을 먹어도 장에서 흡수하지 못하거나 각 세포에게 배달하지 못하면 세포들은 제대로 작동할 수 없다. 그리고 세포에게 흡수되지 못한 탄수화물은 체지방으로 전환되어 몸 여기저기에 붙어서 우리를 힘들게 한다. 이런 혈액순환과 잉여된 칼로리 문제를 한 번에 해결할 수 있는 방법이 바로 운동이다.

셋째, 충분한 휴식이다. 가장 쉬운 방법이지만 사람들이 간과시하는 방법이다. 세포는 매일 손상을 받지만 매일 밤 우리가 자는 동안 세포 스스로 치유함으로써 다음날 제 기능을 발휘할 수 있도록 한다. 참고로 신체에 공급된 영양소는 낮에는 주로 활동 에너지로 사용되고 밤에는 손상된 세포를 수리하는데 사용된다. 안타까운 점은 현대인들의 수면 시간과 수면의 질이 나빠지면서 세포의 치유가 늦어지고 세포 손상이 가중되고 있다. 결국 세포의 회복이 늦어지면서 신체 가동률이 떨어지고 우리가 느끼는 피로도는 점점 증가하는 것이다.

따라서 자신의 수면의 질과 시간을 체크하고 아침의 피로도를 고려해서 수면 시간의 조정과 숙면에 필요한 환경을 만드는 노력이 필요하다.

넷째, 당영양소(글리코영양소)의 섭취다. 세포의 눈과 손의 역할을 하는 세포의 털(당사슬)은 세포가 면역력을 발휘하는 데 아주 중요한 역할을 한다. 손상된 세포의 털(당사슬)을 재생하기 위해서는 많은 영양소와 시간이 필요하다. 따라서 이런 노력을 단축하기 위해서 세포의 털(당사슬)을 구성하는 8가지의 특수탄수화물, 즉 당영양소(글리코영양소)를 직접 섭취하면 손상된 세포의 털(당사슬을)을 회복시켜 면역력을 빠르게 높일 수 있다.

면역력 관리는 아주 간단하고 상식적이지만 꾸준히 실천하는 것이 쉽지 않다. 하지만 이제는 면역력 관리에 시간과 노력을 투자해야 한다. 환경이 오염되고 식생활이 바뀌면서 우리는 다양한 면역 질환에 노출되고 있다. 특히 사스, 메르스, 코로나바이러스의 출현으로 면역력의 수준이 삶과 죽음을 가르는 기준이 되었다. 이제 면역력 관리는 선택이 아니라 생존을 위한 필수 조건인 시대가 된 것이다.

암과 치매의
선전포고

나이가 들면서 주변에서 암 환자들이 하나 둘 늘어나고 있다. 암 환자와 치매 환자들의 고통 그리고 그 가족들의 고통을 보면서 암과 치매에 대한 막연한 두려움이 몰려온다. 물론 관련 보험은 준비했다. 그런데 보험이 암과 치매를 치료하는데 도움은 될지언정 망가진 삶과 가족들의 고통까지 보장 할 수 있을까?

암이 발생하면 치료 과정에서 경제적 문제뿐만 아니라 생사를 넘나드는 고통을 견뎌야 한다. 그리고 그 과정에서 자신의 삶뿐만 아니라 가족의 삶의 질도 하락한다. 다행히 제대로 관리를 하면 정상적인 삶으로 돌아가기도 하지만 늘 암 재발에 대한 부담을 안고 살아야 한다. 치매는 생사를 넘나드는 고통은 없지만 온전한 정신으로 자신의 삶을 이어가기 어렵다. 그리고 그런 모습을 지켜보아야 하는 가족들의 마음도 편치 않다.

국가암정보센터(암유병 현황, 2015)자료에 따르면 2015년 우리나라 국민 31명당 1명이 암 치료를 받고 있거나 암 치료 후 생존하고 있다. 특히 65세 이상 노인의 경우 10명당 1명이 암유병자다. 국립중앙치매센터(보건복지부의 2012년 치매 유병율 조사)에 따르면 치매는 노인 질환의 1위로써 65세 이상 노인 10명 중 1명이 치매다. 평균 수명은 늘어나는 반면 이런 병증의 발병 시기는 점점 빨라지고 있다. 이 두 가지 병에서 도망칠 수 있을까?

다행히도 암과 치매는 뜬금없이 들이닥치지 않는다. 우리가 일을 하고 밥을 먹고 노는 과정에서 신체를 구성하는 세포들은 매일 손상된다. 그리고 우리가 휴식을 취하고 자는 동안 손상된 세포는 다시 회복된다. 단, 기본적인 대사인 음식을 소화하고, 영양을 흡수하고, 세포에게 영양을 전달하고, 노폐물을 배출하는 과정이 잘 이루어져야 한다. 그런데 여러 가지 이유로 기본적인 대사에 문제가 생기면서 손상된 세포가 제대로 회복하지 못하고 있다.

이런 현상은 피로 정도를 통해 쉽게 파악할 수 있다. 낮 동안 상처 받은 세포가 숙면을 통해 충분히 회복되면 상쾌한 아침을 맞을 수 있다. 하지만 늦은 취침, 늦은 야식, 극심한 스트레스 등은 세포의 회복을 더디게 한다. 결국 아침이 되었지만 회복이 덜 된 세포는 제 기능을 발휘하지 못하는 것이다. 이렇게 세포의 손상이 누적되면 피로도가 증가하고 누적된 피로는 다양한 병증이나 불편함으로 드러난다.

이런 문제를 인지하고 피로를 풀기 위해서 균형된 영양 섭취와 충분한 휴식 그리고 대사를 방해하는 요소를 제거하면 정상적으로 대사가 이루어진다. 그러면 쌓였던 피로가 자연스럽게 풀리면서 컨디션이 상승한다. 하지만 대부분의 사람들은 이런 증상을 나이 탓으로 돌리며 방치하는 경우가 많다. 결국 피로의 누적은 당뇨, 고혈압, 고지혈증, 심혈관계 질환과 같은 구체적인 대사질환으로 발전할 수 있다. 나이만을 탓할 것이 아니라 정상적인 대사가 진행되지 않는 이유를 파악하고 적극적으로 노력하면 더 이상의 신체적 손상을 예방할 수 있다. 하지만 사람들은 원인을 찾기보다는 증상만을 억제하려고 애를 쓴다. 증상을 억제하면 당연히 각종 수치는 정상처럼 보이지만 실제로 대사의 불균형은 가속화 된다. 그리고 영양을 제대로 공급받지 못한 손상된 세포들은 염증이 증가하다가 변이를 일으켜 암세포가 되기도 한다. 또한 손상된 뇌 세포는 치매로 발전할 가능성이 높아진다.

간단하게 정리하면 피로도가 낮고 기본적인 대사가 잘

이루어지는 사람과 만성피로에 시달리면서 대사질환 한 두 가지를 가지고 있는 사람 중에서 누가 더 암이나 치매에 걸릴 확률이 높을까? 잘 모르겠으면 암환자나 치매 환자에게 병이 걸리기 전의 몸 상태를 확인해 보면 쉽게 답을 찾을 수 있다.

당신이 실제로 걱정해야 하는 것은 현재 닥치지 않은 암과 치매가 아니라 지금 당신이 가지고 있는 만성피로와 대사 불균형이다. 이 두 가지를 해소할 수 있다면 당신이 암과 치매에 걸릴 확률을 10분의 1 이하로 현저히 낮출 수 있다.

암,
정복할 수 있을까?

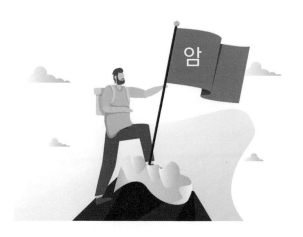

시대의 천재 스티브 잡스가 2011년 10월 5일 56세로 세상을 떠났다.

그는 세상에 자신의 이름뿐만 아니라 애플, 아이폰, 매킨토시, 아이팟, 토이스토리 등 많은 것을 우리에게 남겼다. 특히 아이폰은 2007년 피처폰이 점령하고 있던 핸드폰 시장에 등장해서 피처폰을 몰아내고 스마트폰 시장의 대중화를 이끌었다.

개인적으로 기억에 남는 것은 스티브 잡스의 명언이다. 수많은 명언 중 2005년 스탠포드 졸업식 연설에서 나온 'stay hungry, stay foolish'(끊임없이 갈망하고 끊임없이 엉뚱한 짓을 하라)가 기억난다. 또한 스티브잡스가 아이패드를 소개하는 프리젠테이션 자리에서 애플의 정체성을 설명하면서 '애플은 인문학과 기술의 교차로에 서 있다'라고 한 말이 기억에 남는다. 21세기 인문학의 가치를 가장 명료하게 표현했기 때문이다.

이렇게 대단한 스티브 잡스가 많지 않은 나이에 암으로 죽었다. 상상할 수 없을 정도의 재력과 명예가 있었지만 암을 이겨내지 못했다. 보험 회사의 광고를 보면 암보험에 가입하고 정기적인 검사로 초기에 발견하면 암은 극복할 수 있는 병이라고 한다. 그런데 장모님도 암으로 돌아가셨고 선배 아버님도 암으로 돌아가셨다. 그리고 주변을 살펴보면 생각보다 많은 사람들이 암으로 고통받고 있다.

보건복지부 암 등록통계를 보면 암 발생률은 꾸준히 증가하다가 2014년부터 조금 떨어지기 시작했다. 하지만 암 사망자 수는 꾸준히 증가하고 있다. 1970년대만 해도 의학계는 암은 곧 정복될 수 있다고 했지만 약 50여 년이 지난 지금도 여전히 암은 활개치고 있다. 암 치료 기술이 눈부시게 발전했음에도 암 사망자가 꾸준히 증가하는 것은 왜일까?

스티브 잡스의 재력이면 이 세상에 존재하는 모든 치료 방법을 써 봤을 것이다. 심지어는 개발 중인 기술까지 사용했다는 이야기가 있지만 결국 그는 죽었다.

재력이 충분하지 않은 우리는 보험도 들고 정기적으로 검사도 받지만 암에 대한 두려움을 떨칠 수가 없다. 그래서 TV에서 암 예방에 좋다는 음식을 보면 관심을 가지고 심지어는 구매하기도 한다. 하지만 정작 무서워해야 할 것은 암에 대한 무지와 통념이다. 우리는 암이 어떻게 발생하는지 어떤 과정으로 정상 세포가 암으로 변하는지, 암세포를 어떤 과정으로 치료하는지에 대한 명확한 이해가 부족하다. 책 몇 권만 읽어보면 알 수 있는 내용들이지만 대부분의 사람들은 궁금해 하지 않는다. 그저 의사들이 권하는 대로 암이 생기면 잘라내고 항암치료 또는 방사능 치료를 할 뿐이다. 다수의 의사들이 이렇게 치료를 하다보니 이런 방식이 사회적 통념으로 굳어져 버렸다. 하지만 일부의 의사들은 현재의 치료 방법에 대해서 회의적인 입장을 보이고 있다. 트래비스 크리스토퍼슨의 『암, 더 이상 감출 수 없는 진실』, 최관준의 『암, 시작부터 면역으로 승부하라』, 조한경의 『환자혁명』 등과 같은 책을 읽어보면 사회적 통념을 뛰어 넘을 수 있는 정보와 만날 수 있다.

그들의 이야기를 간단하게 정리하면 암세포는 정상세포가 재생되면서 불량하게 재생되거나 손상된 세포가 외부의 자극으로 돌연변이 되면서 발생한다. 다행히 우리의 면역 체계는 이런 암세포를 적으로 간주하고 지속적으로 제거하고 있다. 그런데 어떤 이유로 암세포가 급속도로 늘어나고 이를 통제하는 면역력이 떨어지면 암은 구체적인 실체를 드러낸다. 이런 경우 암을 잘라내고 항암제와 방사선으로 치료하지만 소수의 의사들은 이런 방법에 의문을 제기하고 있다. 먼저 항암제와 방사선 치료가 암세포와 정상세포를 구분하지 않고 공격하기 때문이다. 물론 표적항암제가 있기는 하지만 현실적으로 암만 공격하기는 쉽지 않다. 둘째는 항암제와 방사선 치료가 암세포 제거능력을 가진 면역력을 끌어 내린다. 이런 문제를 해결하기 위해서 면역항암제가 개발되었지만 면역력 향상에 의문을 제기하는 경우가 많다. 셋째는 암 치료 과정에서 환자가 겪어야 할 고통과 비용이 엄청나다고 한다.

암은 저면역 질환이다. 저면역 질환은 면역을 담당하는 세포들이 제대로 작동하지 않는 상태다. 세포들이 제대로 작동하지 않는 이유는 다양하지만 일반적으로 암환자들을 살펴보면 영양상태가 좋지 않고 체온이 낮고 혈액 순환이 좋지 않은 경우가 많다. 영양이 세포까지 제대로 공급되기

어려운 상황에서 과도한 스트레스, 환경호르몬 등에 노출
되면 정상 세포가 나쁜 세포로 돌변하는 것이다. 무인도에
떨어져서 식량이 바닥나고 환경이 열악해지자 사람들이 난
폭해지면서 결국 서로를 죽이고 잡아먹는 영화가 있었다.
마치 정상세포가 암세포로 변하는 과정이 이와 비슷하다.

인류는 정말 암을 정복할 수 있을까?

우리는 암 진단을 받으면 약 몇 알만으로 암을 제거할 수
있기를 기대한다. 하지만 암은 잘못된 생활방식에서 나온
병이다. 그런 병을 약으로 없앤들 생활방식이 바뀌지 않으
면 또 다른 곳에서 암이 자라난다. 그래서 소수의 의사들은
암의 최종 경고를 겸허히 받아들이고 식습관과 라이프스타
일을 긍정적으로 바꾸라고 조언한다.

소수의 의사들이 하는 이런 이야기를 따르든 사회적 통
념의 치료를 따르든 그 선택은 당신의 몫이다. 하지만 적
어도 암에 대해서 일방적인 이야기만 듣지 말고 관련 도서
최소 10권을 읽어보고 선택하길 권한다. 그래야 벼룩 잡으
려다 초가삼간 태우는 실수를 예방할 수 있다.

백살시대
뱃살의 위협

    친한 친구는 키도 크고 덩치도 크다. 그런데 배도 엄청나게 많이 나와서 마치 출산 직전의 산모 같다. 언제쯤 출산하냐고 농담을 던지면 그 친구는 곧 출산할거라고 했지만 수년이 지난 지금도 여전히 만삭의 배를 가지고 다닌다.

    대부분의 중년들은 크고 작은 배를 가지고 다닌다. 물론 필자도 배가 있었다. 30대까지는 조금 나왔었는데 40대가 되면서 급속도로 배가 나오기 시작했다. 지금은 10kg을 감량 후 잘 유지하고 있지만 과거에는 옆으로 누우면 배를 한 아름 느낄 수 있었다. 심지어는 임신을 하면 어떤 느낌인지를 알 것 같았다. 재미난 것은 배뿐만 아니라 가슴까지 나오고 있었다. 딸은 이런 모습이 신기했는지 자신보다 가슴이 크다며 성희롱도 서슴지 않았다. 후덕해 보이고 얼굴이 좋아 보인다고 하지만 배가 나오면서 몸이 무거워지고 건강 상태가 나빠졌다.

과거 어려울 때는 배 나온 것이 부의 상징이었다. 하지만 이제는 대사증후군, 면역질환의 상징일 뿐이다. 배가 나오면 당뇨, 고지혈증, 고혈압에 노출될 가능성이 높아지고 무릎과 허리에 부담이 가면서 근골격계 손상이 우려된다. 체지방은 염증성 질환을 가속화하고 혈액순환을 방해해서 세포 손상을 가중 시킨다. 또한 2017년 5월 국제 비만 학회지에서는 '복부지방이 많은 사람은 그렇지 않은 사람보다 미세먼지 농도가 $10\mu g/㎥$ 증가할 때마다 폐활량 지수가 약 10%씩 떨어진다'는 내용도 나왔다. 즉 복부지방이 많을수록 폐 기능에 악영향을 끼칠 수 있다는 것이다. 밥을 많이 먹어도 폐기능이 떨어진다. 폐가 팽창할 때 선행적으로 횡경막이 아래로 내려가야 하는데 위가 커져 있으면 횡경막이 내려갈 수 없기 때문에 폐가 팽창하는데 제한을 받는다. 그래서인지 과식을 하면 호흡이 부담스럽다.

이런 뱃살이 병증의 근본 원인이라고 단정 할 수는 없지만 뱃살을 덜어내면 다양한 병증을 줄일 수 있다. 무릎이 좋지 않거나 디스크가 있는 분들을 보면 몸을 지탱하는 근육의 양은 적고 버텨야 하는 체중은 높은 경우가 많다. 이런 경우 체중만 줄여도 무릎과 디스크에 가해지는 하중이 줄어들면서 통증이 개선된다. 지인은 20대부터 시작된 통풍으로 수십 년을 고생했다. 병원을 다녀도 통풍이 개선되지 않자 스스로 답을 찾기 시작했다. 수십 년을 살아오면서 아플 때와 아프지 않을 때의 차이를 살펴 본 것이다. 결국 그 차이는 체중이었다. 그는 10kg을 감량하자 통풍이 개선되었다고 한다. 또한 대사질환의 삼총사인 고혈압, 당뇨, 고지혈증은 살이 빠지면 개선될 소지가 많은 병증이다.

특히 염증성 질환은 체지방만 줄여도 염증수치가 많이 감소한다.

이런 메커니즘을 의사들도 잘 알고 있기에 의식있는 의사들은 체중 감량을 강조하지만 이를 심각하게 받아들이는 사람들은 많지 않다.

회식자리에서 친구들을 만나면 이런 저런 이야기를 하다가 나는 6개월이니 나는 12개월이니 하면서 서로의 배를 보고 푸념을 한다. 그리고 공통적으로 마음만 먹으면 뺄 수 있는데 마음을 먹지 못한다고 한다. 물론 그 친구들 중에는 대사증후군으로 약을 먹는 친구들도 있다. 빨리 출산을 하면 건강을 회복하는데 도움이 된다는 이야기를 해주지만 귀담아 듣는 친구는 많지 않다. 바쁘고 여력이 없다는 것이 그 이유다. 또한 배 속 지방을 덜어내는 것 보다 약을 먹는 것이 편하기 때문이다.

물론 독한 마음을 먹고 아침, 저녁으로 운동을 하며 뱃살을 빼는 이들도 있다. 그런데 운동을 할 때는 살이 빠지지만 운동을 쉬면 다시 살이 찌는 현상을 반복하는 경우가 많다. 분명 체중을 관리하는데 운동은 중요한 요소이지만 운동만으로 살을 빼는 것은 한계가 있다. 운동보다 더 중요한 것은 살이 찌는 습관을 버리고 살이 찌지 않는 라이프스타일을 만들어 가는 것이다.

분명 배 속 지방을 덜어내는 것이 출산의 고통에 비할 바는 아니지만 나름의 고통이 따른다. 하지만 파충류가 허물을 벗듯이 묵은 뱃살을 벗어 던질 수만 있다면 보다 건강하고 활기찬 모습으로 100세 시대를 맞이할 수 있을 것이다.

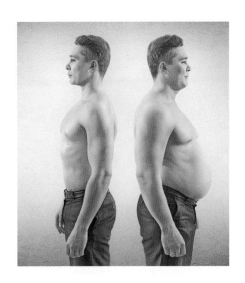

약이 가진
모순

안압이 높아서 약을 먹었더니 손가락이 저렸다. 그래서 먹던 약을 중단한 기억이 난다. 안압을 낮추는 약을 먹었는데 왜 손가락이 저리는 것일까? 약이 눈에만 작용한 것이 아닌가 보다. 의사에게 물어보니 있을 수 있는 부작용이라고 한다.

그런데 왜 의사는 미리 약의 부작용을 알려 주지 않았을까? 시간이 없다면 처방전에 부작용에 대한 경고를 해 주는 것이 맞지 않을까?

우리는 위장약, 감기약, 항바이러스제, 진통제, 스테로이드제, 두통약, 수면제, 항우울제, 항암제, 아토피약, 변비약 등과 같은 약을 하나쯤은 복용하고 있다. 약이 특정 부위에만 작용하면 좋겠지만 소화기관을 통해 흡수된 약은 혈액을 타고 모든 세포에게 전달된다. 멀쩡한 곳에 약 성분이 전달되어도 안전할까? 의사들은 이런 물음에 임상실험을 거쳤기 때문에 안전하다고 한다.

안전하다면 왜 부작용을 기록하는 것일까? 혹시 일어날 수 있는 문제를 경고하기 위해서라고 말할 수도 있다. 하지만 이런 혹시나 하는 상황이 우리 주변에서 종종 일어난다. 약을 먹고 속쓰림, 발진, 발열, 소화불량, 두통, 불면증과 같은 부작용을 겪는 경우는 흔하다.

더구나 2019년에는 시중에 판매되던 라니티딘 성분이 들어있는 위장약에서 발암 물질인 NDMA가 검출되면서 269종이 판매금지 되었다. 이 약은 속이 불편할 때 또는 약을 지을 때 제산제라는 이름으로 약방의 감초처럼 사용되던 위장약이다. 그리고 2018년에는 발사르탄 계열 고혈압약에도 이 물질이 검출 돼 219개 약품이 퇴출됐다. 여기에 당뇨병 환자들의 약 80%가 복용하는 약 메트포르민에서도 발암 물질인 NDMA가 잇따라 검출되었다는 싱가포르 보건과학청HSA 발표에 환자·제약업계·의료진·정부 모두가 불안에 휩싸였다. 수십 년 동안 복용하던 약들이 순식간에 발암물질로 등록되고 판매가 중지 된 것이다. 이런 아이러니한 상황을 책임지는 사람은 아무도 없다. 문제된 약을 판매 중지하고 의사와 약사들은 또 다른 약을 준비할 뿐이다.

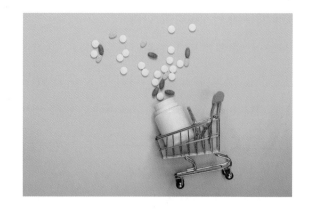

2013년에 나온 『약, 먹으면 안 된다(우리가 몰랐던 약에 관한 진실)』라는 책은 약을 즐기는 우리 삶을 돌아보게 한다. 건강책을 보면 공통적으로 몸을 고치는 것은 약이 아니라 우리 몸이 가진 '자연치유력'이라는 이야기가 나온다. 약은 통증을 일시적으로 줄이는 역할을 할 뿐 궁극적으로 병을 치유하지 못한다는 것이다. 물론 감염이나 견디기 어려운 통증과 같은 응급상황에서 약의 역할은 중요하다. 하지만 문제는 모든 치료를 응급 상황에 준해서 조치를 한다는 점이다.

몸이 아프다는 것은 장기나 해당 시스템의 손상 또는 기능이 저하 된 상황이다. 이런 상황이 되면 몸은 모든 에너지를 치유에너지에 집중한다. 따라서 줄어든 운동에너지 때문에 무기력 하기도 하고 줄어든 소화에너지 때문에 입맛이 없기도 하다. 동물들은 이런 생리적 현상을 잘 알기 때문에 상처를 입거나 아프면 동굴에서 음식을 금하고 쉬면서 몸을 회복한다. 반면 똑똑한 인간은 자연치유력이 작동하는 과정에서 발생하는 통증을 약으로 통제하고 열심히 먹고 열심히 일한다. 자연에 역행하는 삶으로 우리가 건강할 수 있을까?

분명 약은 중요한 역할을 하지만 병 자체를 낫게 한다고 말하기는 어렵다. 반면 멀쩡한 세포나 장기에 화학적 성분으로 조제된 독한 약이 미치는 악영향은 실제로 적지 않다. 의심스럽다면 지금 먹는 약의 부작용을 책 또는 인터넷에서 찾아보라. 적어도 자신이 먹는 약이 어떤 부작용을 가지고 있는지 한 번쯤은 알고 먹는 것이 좋지 않을까?

의사나 약사가 약을 조제해 주지만 그 약에 대한 보이는 부작용 또는 보이지 않는 부작용에 대한 책임은 각 개인에게 있다는 사실을 우리는 알아야 한다.

신이 질병을
만든 이유

신은 왜 인간을 힘들고 고달프게 하는 질병을 만들었을까? '심시티'라는 도시를 만드는 게임이 있다. 한정된 자원으로 도로, 집, 학교, 공장과 상가 등을 만드는 게임이다. 이런 게임을 할 때조차 우리는 불필요한 것은 만들지 않기 위해서 신중을 기한다. 그런데 우리보다 뛰어난 신은 왜 불필요한 것을 만들어서 인간을 힘들게 하는 것일까? 비염으로 콧물과 재채기를 할 때마다, 눈 때문에 며칠씩 누워서 쉬어야 할 때마다 질문을 던졌다. 신은 인간을 사랑한다고 했는데 정말일까? 병이 없다면 우리 인간은 더 행복하고 더 즐겁게 살 수 있을 텐데. 더 많이 먹을 수 있고 더 많이 놀 수 있고 더 많이 일할 수 있으니 얼마나 좋을까? 무절제한 삶을 원하는 것은 아니지만 질병으로 겪어야 하는 불편함은 삶의 템포를 늦추었다.

문득 우리 삶의 템포를 늦추어야하는 이유가 있지 않을

까라는 생각에 이르렀다. 만약 질병이 없다면 우리는 매일 맛난 음식의 유혹을 견디기 어려울 것이다. 결국 맛난 음식 덕분에 우리는 엄청난 몸무게를 감당해야 하는 상황이 올 수도 있다. 또한 열심히 놀거나 일을 하면서 삶의 균형이 깨질 수도 있다. 혹시 신은 이렇게 균형이 깨질 때 인간들이 스스로 깨달을 수 있도록 질병을 만들어 놓은 것은 아닐까?

감염과 같이 외부적인 요인을 제외한 대부분의 질병은 칼로리밸런스와 영양밸런스가 깨지면서 비만, 당뇨, 고혈압, 고지혈증과 같은 대사질환에서 시작된다. 또한 제한된 에너지를 과도하게 사용하거나 독소가 세포의 기본 대사를 방해하면서 면역력에 문제가 생긴다. 물론 이런 문제는 한 번 만에 찾아오는 것이 아니라 만성피로, 소화불량, 장 트러블, 두통, 각종 염증들과 같은 소소한 신호들이 먼저 경고한다. 이런 경고가 있을 때마다 신호의 의미를 파악하고 적극적으로 대처하면 큰 질병으로 이어지지 않는다. 하지만 대부분의 사람들은 자신의 몸이 보내는 이런 신호에 관심이 없고 그저 귀찮은 존재로 치부한다. 결국 방치된 크고 작은 신호들은 질병의 형태로 구체적인 실체를 드러낸다. 실체를 드러낸 질병들은 더욱 강력한 신호로 인간에게 경고 한다. 하지만 똑똑한 인간은 그 불편한 신호를 무력화할 수 있는 약을 개발했다. 그리고 그 약을 아주 적극적으로 사용한 덕분에 생활에 불편함은 줄일 수 있었다. 그렇다고 질병이 사라진 것은 아니다. 질병이 주는 경고 주기가 빨라지고 경고의 강도는 조금씩 강해지고 있다. 물론 똑똑한 인간은 이에 대항해서 보다 강력한 약을 만들어 낼 것이다.

우리는 살아가면서 질병과 떨어질 수 없다. 아마도 죽을 때까지 질병과 긍정적이든 부정적이든 밀접한 관계를 가지며 살 것이다. 그런 질병을 조금 더 긍정적으로 받아들이면 어떨까? 질병은 우리를 겸손하게 하고 우리 자신을 돌아보게 해서 부족한 부분을 채울 수 있는 기회를 준다. 질병을 적으로 간주하고 약을 써서 근본적인 문제를 해결할 수 있다면 최선을 다해서 싸워야 한다. 하지만 '빈대 잡으려다 초가삼간을 다 태울 수 있다'는 점을 잊어서는 안된다. 질병은 문제의 근본이 아니라 현상일 뿐이다. 현상을 없앤들 문제는 해결되지 않는다.

질병을 싸워 없애야 할 대상이라는 관습적 사고에서 벗어날 수 있다면 질병과 몸을 대하는 태도가 보다 긍정적으로 변할 수 있을 것이다.

가사 노동과
운동

한 가정주부가 소화가 안 돼서 병원을 찾았다. 진료를 하면서 기력도 없고 체중도 늘어났다는 이야기를 하자 약 처방과 함께 운동을 시작하라는 조언을 받았다고 한다. 그런데 주부는 하루 종일 청소하고 빨래하고 요리를 하며 몸을 움직이는데 추가로 운동이 필요하다는 사실이 이해가 되지 않는다고 했다. 왜 가사 노동은 운동이 되지 않는 걸까?

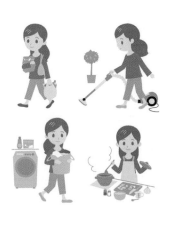

운동을 검색하면 '사람이 몸을 단련하거나 건강을 위하여 몸을 움직이는 일'이라고 나온다. 반면 집에서 하는 일은 목적이 다르다. 단지 목적이 다르기 때문에 결과가 다른 것일까? 몸을 단련하거나 건강을 위한 몸의 움직임과 가사 노동을 위한 몸의 움직

59

임을 살펴보면 그 차이를 알 수 있다. 운동을 하면 단시간 내에 많은 에너지를 쏟으면서 심장 박동수를 끌어 올린다. 반면 가사 노동은 한 번에 많은 에너지를 사용하기 보다는 꾸준하게 에너지를 소모할 뿐 심장 박동수를 늘리는 경우는 드물다. 물론 스트레스를 많이 받을 때는 올라가기도 하지만….

그렇다면 심장 박동수가 증가하는 것은 몸을 단련하고 건강을 유지하는데 어떤 관련이 있을까? 우리 몸은 평소에 절전모드로 작동한다. 그래야 불필요한 에너지 소비를 줄이고 활성산소와 같은 노폐물을 줄일 수 있기 때문이다. 하지만 운동같이 급격한 에너지 소비 활동을 하면 신체는 심장 박동수를 끌어올려 영양과 산소를 빨리 공급해서 에너지 대사를 촉진한다. 다시 말하면 일정 강도 이상으로 일을 하면 신체는 절전모드로써 필요한 에너지 공급이 제한된다는 판단에 심장 박동수를 높여서 보다 많은 영양과 산소를 공급하는 것이다.

덕분에 에너지 대사가 높아진 신체는 활력이 넘치고 살도 빠진다. 이렇게 높아진 기초대사량은 운동이 끝나자마자 떨어지지 않고 일정시간 동안 세포에 영양과 산소를 공급하며 세포를 활성화 한다. 운동 또는 등산을 한 후 활력 넘치는 몸과 그 가벼움이 일정시간 지속되는 것을 생각해

보면 쉽게 이해할 수 있을 것이다.

반면 청소를 하고 빨래를 하고 요리를 하는 가사 노동은 심장 박동수를 높이지 않아도 가능하다. 에너지 효율측면에서는 좋을지 모르나 전체적인 에너지 대사가 낮아서 에너지가 빨리 소진된다. 이런 현상은 직장인들에게도 일어난다. 하루 종일 열심히 일하며 에너지를 소진하지만 심장 박동수를 높이면서까지 일을 하는 경우는 드물다. 심지어는 1주일 아니 1달 동안 한 번도 심장 박동수를 높여 본 일이 없는 경우도 있다. 마치 경제 속도로 달리는 차와 비슷하다. 차를 경제속도로 달리면 연비는 좋을지 모르나 차의 성능을 제대로 활용할 수 없다. 반면 가끔이라도 고속도로에서 고속으로 달려주면 차가 가진 성능을 제대로 활용할 수 있다.

정리하면 가사 노동이 운동이 되지 않는 것은, 운동이라고 하기에는 강도가 약하기 때문이다. 적당한 활동으로 제한된 에너지를 지속적으로 소모할 뿐이기 때문에 가사 노동을 열심히 해도 운동이 되지는 않는다. 그렇다면 가사 노동이 운동이 되게 할 수는 없을까? 강도를 높이면 된다. 일정 강도 이상의 힘을 쓰거나 속도를 유지하면서 심장 박동수를 높일 수 있다면 운동이 될 수 있다. 즉, 소림사 이야기나 무술 영화에서 보듯이 집안일을 강도 있게 하면 기초체력을 키울 수 있다. 하지만 이는 현실적으로 쉽지 않다.

앞에 질문을 한 주부에게 가사 노동은 운동이 될 수 없으니 추가적인 운동을 해야 한다고 조언했다. 단, 시간을 내기 어렵기 때문에 간헐적 운동을 권해 드렸다. 아침-점심-저녁 또는 아침-저녁으로 10~15분간의 짧은 운동으로도 충분히 심장 박동수를 증가시켜 활력 넘치는 몸으로 만들 수 있기 때문이다.

스트레스에 대한
오해

　병원에 가서 병의 원인을 물어보면 스트레스 때문이라는 이야기를 종종 듣는다. 물론 필자도 녹내장 때문에 병원을 방문했을 때 스트레스 받지 말고 잘 관리하라고 했다. 스트레스가 얼마나 무서운 것이기에 심혈관계, 신경계, 면역계 등 가리지 않고 악영향을 미치는 걸까? 정말 스트레스가 만병의 근원일까?

　스트레스는 '인간이 심리적 혹은 신체적으로 감당하기 어려운 상황에 처했을 때 느끼는 불안과 위협의 감정'을 이야기한다. 이런 구체적인 실체가 없는 스트레스는 직접적으로 신체에 해를 가하지 않는다. 핵심은 스트레스 상황에 따른 반응이다.

　애초에 스트레스 반응은 전쟁과 같은 긴급 상황에서 신체 내 모든 기관을 동원해서 우리의 생존을 지키는 시스템이다. 이 시스템은 스트레스를 받으면 코르티솔과 같은 호르몬이 나오면서 신체를 전투태세로 전환한다. 전투에서는 상상 이상의 힘을 단시간 내에 사용해야 하고 어쩌면 출혈도 있을 수 있다. 신체는 이런 상황을 대비해서 소화, 면역, 생식기능처럼 당장 급하지 않은 시스템을 줄이고 저장한 에너지를 활용해서 혈액내 당의 수치를 증가시켜 에너지 대사를 높이고 에너지를 근육에 집중한다. 또한 출혈을 대비해서 혈액을 끈적하게 만든다. 이렇게 되면 혈액 순환에 제한이 되기 때문에 심장박동수를 증가시켜 혈압도 끌어올리고 깊은 호흡보다 이산화탄소의 빠른 배출을 위해 흉식호흡을 한다. 문제는 이런 전투태세가 정신적, 육체적 스트레스를 가리지 않고 적용된다는 것이다. 군인, 경찰, 소방관, 운동선수 같이 몸을 격하게 사용하는 사람들에게는 분명 도움이 되는 시스템이지만 정신적 스트레스의 비율이 높은 일반인들에게는 과도한 시스템일 수 있다.

그런데 이런 스트레스 시스템이 하루 종일, 매일 반복적으로 작동한다면 어떻게 될까? 급격한 에너지 소모를 대비해서 혈액 내 증가한 포도당은 시간이 지날수록 혈액을 오염시키고 끈적하게 만든다. 이 끈적해진 혈액을 순환하기 위해서 증가한 심박동수와 혈압은 심장과 혈관에 부담을 준다. 이렇게 에너지 대사에 모든 역량이 집중되다보니 소화를 하거나 세포를 보수하는 일은 우선순위에서 밀리게 된다. 결국 이런 반복적이고 만성적인 스트레스 상황은 심혈관계, 신경계, 면역계, 대사질환 뿐만 아니라 노화나 우울증, 불안 장애 같은 정신적 질병에도 영향을 미칠 수 있다.

물론 스트레스가 이런 부정적인 기능만을 가진 것은 아니다. 적당한 스트레스는 집중력을 높이고 개인의 성장과 발전을 촉진한다. 중요한 것은 체력과 스트레스의 균형이다. 즉 스트레스가 늘어나는 만큼 감당할 수 있는 체력을 늘리든 체력에 맞춰서 스트레스를 줄여야 한다. 그렇지 않고 자신의 능력을 초과하는 스트레스에 노출되면 신체의 대사 균형이 깨진다. 그리고 더 이상의 스트레스를 감당할 수 없는 신체는 짜증과 예민함을 동원해서 외부에서 들어오는 정보나 자극을 거부한다. 이런 상황이 지속되면 건강에도 좋지 않지만 대인관계에도 악영향을 미칠 수 있다. 따라서 넘쳐나는 스트레스 속에서 이에 대항할 수 있는 체력과 스트레스를 관리하는 지혜와 노력이 필요하다.

건강의
원리

나무를 베야 한다고 하면 잠시도 쉬지 않고 열심히 도끼
질을 하는 사람이 있다. 반면 에이브러햄 링컨처럼 "내게
나무를 벨 시간이 여덟 시간 주어진다면, 그 중 여섯 시간
은 도끼를 가는데 쓰겠다"고 말하면서 도구를 날카롭게 다
듬는 사람도 있다. 또 다른 사람은 숙련된 나무꾼에게서 나
무의 종류에 따라 나무 베는 방법을 배우는 사람도 있을 것
이다. 세 명 모두 나무를 벨 수는 있겠지만 그 과정에서 치
러야 하는 기회비용의 차이가 발생한다.

그렇다면 우리는 이런 상황에서 어떤 선택을 하면 좋을까?

나무를 벨 때 가장 주요한 것은 나무가 쓰러지는 원리를
이해하는 것이다. 그리고 나무를 베는데 필요한 요소를 적
절하게 조합하면 좋은 결과를 얻을 수 있다. 즉 나무를 쓰
러뜨릴 때 필요한 각도와 깊이를 이해하고 필요한 날카로
운 도구와 노력을 조합하면 보다 긍정적인 결과를 신속하

게 얻을 수 있다.

건강도 이와 같다. 단순하게 운동을 열심히 하거나 건강식품을 챙겨 먹거나 잠을 충분히 자는 하나의 활동만으로도 건강을 개선할 수 있다. 하지만 기회비용의 증가에 비례해서 원하는 만큼의 건강을 개선하는 것은 쉽지 않다. 따라서 건강의 원리를 이해하고 필요한 요소를 균형되게 적용하는 것이 중요하다.

그렇다면 건강에는 어떤 원리가 있을까? 어렵게 생각하지 말고 간단하게 접근해 보자.

건강은 '신체적·정신적·사회적으로 완전히 안녕한 상태'라고 한다. 좀 더 쉽게 말하면 건강은 '몸과 마음이 편안한 상태'다.

이런 편안한 상태를 유지하기 위해서는 우리 몸이 정상적으로 작동해야 한다. 조금 더 구체적으로 이야기하면 각장기와 조직들을 구성하는 세포들이 정상적으로 작동하는 것이 중요하다. 세포가 정상적으로 작동한다는 것은 에너지가 충만해서 활력이 넘치고 면역력과 자연치유력이 높은상태다. 이런 건강한 상태를 유지하기 위해서는 세포에게 필요한 양질의 혈액을 생산하고 말단 세포까지 혈액 순환이 잘 되어야 한다.

이제까지 우리가 좋은 음식, 보약, 건강식품을 챙겨 먹고 반신욕, 조깅, 스트레칭, 마사지, 운동과 같은 행동은 모두 건강의 조건인 양질의 혈액을 생산하고 혈액순환을 위한 노력이었다. 이런 수많은 노력들을 정리하면 심리적 안정, 균형된 영양, 적절한 운동이라는 세 가지 필수 요소로 요약할 수 있다.

심리적 안정은 신체를 안정화 시켜 소화, 흡수, 배출, 회복과 같은 아주 기본적인 대사활동을 원활하게 하고 운동시 경기력을 향상 시킨다. 반면 심리적으로 불안하면 먹어도 소화와 흡수가 되지 않고 속이 불편하다. 또한 근육의 경직으로 운동 능력이 떨어진다. 심리적 안정을 위해서는 대표적으로 긍정적 사고, 스트레스 관리, 그리고 숙면이 필요하다.

균형된 영양은 양질의 혈액 생산에 아주 중요한 요소다. 우리 몸을 구성하는 약 60조 개의 세포는 혈액에서 공급되는 영양으로 에너지를 내고 손상된 세포를 회복한다. 만약 영양소가 부족하면 세포는 활동력, 면역력, 자가 치유능력이 떨어진다. 이런 상황이 지속되면 염증이 증가하면서 다양한 병증에 노출될 가능성이 높아진다.

적절한 운동은 혈액 순환을 촉진한다. 혈액을 순환하는 기관은 심장이지만 약 10만 km의 혈관에 동일한 압력으로 피를 순환시키기에는 어려움이 많다. 그래서 심장이 힘차게 동맥으로 피를 밀어 주지만 정맥에 이르면 심장의 압력이 떨어진다. 이때 순환을 도와주는 것이 바로 근육이다. 특히 하체는 혈액이 내려가기는 쉽지만 올라올 때는 중력을 거슬러 올라 와야 하기 때문에 허벅지와 종아리 근육의 역할이 아주 중요하다.

단순하게 계산하면 심리적 안정을 실천하면 30점, 추가로 영양을 잘 챙기면 60점, 여기에 운동까지 더하면 90점을 얻을 수 있다. 그리고 이 세 가지 요소가 균형을 이루면 100점을 얻을 수 있다.

물론 아무것도 하지 않는 상태에서는 하나만 실천해도 건강의 개선을 경험할 수 있다. 하지만 분명한 한계가 있다. 심리적 안정이 과도하면 삶이 무기력해진다. 영양이 과도하면 칼로리밸런스가 무너지면서 체중이 늘어날 수 있다. 운동을 과도하게 하면 영양의 결핍으로 인해서 호르몬 문제, 활성산소의 증가로 노화가 촉진된다. 이 세 가지 요소는 상호 보완적이기 때문에 서로 균형을 이루며 유기적인 작용이 중요하다.

아래 그림은 책의 핵심 내용을 한 페이지로 요약한 것으로써 건강에 심리적 안정, 균형된 영양, 적절한 운동의 관계를 설명한 것이다. 한눈에 이해되는 경우도 있겠지만 이해되지 않더라도 걱정할 필요가 없다. 책을 다 읽고 다시 이 한 페이지 요약을 보면 건강의 원리가 한눈에 들어 올 것이며 건강에 대한 통찰도 얻을 수 있을 것이다.

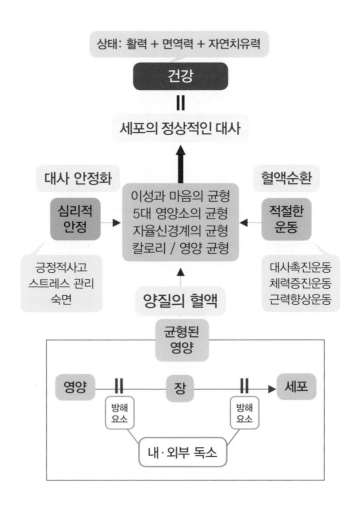

2

아는 만큼 건강할 수 있다

건강의 시작은
심리적 안정

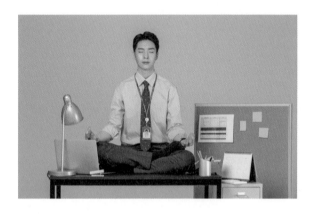

심리적 안정, 균형된 영양, 적절한 운동은 서로 유기적으로 작동하기 때문에 하나만 실천해서는 한계가 있다고 앞에서 언급했다. 하지만 상황이 허락하지 않는다면서 우선적으로 실천할 요소, 한 가지를 추천해 달라는 경우가 있다. 세 가지 요소는 균형있게 실천하는 것이 최선이지만 한꺼번에 실천하기 어렵다면 자신의 상황을 고려해서 우선순위를 정해 하나씩 실천하는 것도 좋은 방법이다. 우선 심리적 안정은 가장 쉽게 실천할 수 있는 방법이다. 크게 비용이 들지 않고 시간적 투자가 적으면서도 그 효과는 크다.

마음이 편해야 병이 없다.『니시 건강법』(2003, 와타나베 쇼)
마음이 편해야 몸속 장기도 편하다.『절대피부보감』(2016, 임순채)
마음이 편해야 뇌도 편하다.『좌뇌와 우뇌 사이』(2014, 마지드 포투히)
마음이 편해야 키도 큰다.『멈추는 아이 VS 자라는 아이』(2014, 박승만, 박승찬)
마음이 편해야 집중이 잘된다.『시간관리의 기술』(2005, 마츠모토 유키오)

심리적 안정은 건강뿐만 아니라 행복, 인간관계, 개인의 능력 발휘 시 중요한 요소로 많은 전문가들이 강조하고 있다. 그들의 이야기는 특별하거나 어려운 것이 아니라 누구나 아는 상식적인 이야기다. 하지만 우리가 늘 간과하는 요소다. 그렇다면 심리적 안정이 건강에 어떤 영향을 어떻게 미치는 것일까?

중요한 시험이나 면접을 앞두고 식사를 한 적이 있는가? 또는 화가 났거나 깊은 고민에 잠을 설친 경험이 있는가? 우리 몸은 아주 복잡하지만 운영체계는 심플하게도 전시모드와 평시모드로 구분된다. 심리적으로 불안하면 우리 몸은 전시모드로 전환되면서 기본적인 생리현상을 줄인다. 즉 먹고 자고 싸는 일에 에너지를 줄이고 만약을 대비해서 빠른 판단이 필요한 뇌와 즉각적인 액션을 취할 수 있는 근육에 에너지를 집중한다. 이를 다르게 표현하면 자율신경 중 교감신경을 극대화하고 부교감 신경을 최소화 한 상태라고 할 수 있다.

영리한 신체가 생존에 적합하도록 조치를 취했지만 문제는 하루 중 전시모드가 너무 길다는 점이다. 출퇴근 또는 등하교하면서 몸싸움을 하거나 시간과의 싸움을 한다. 또한 시험과 회의, 면접과 산처럼 쌓인 일들은 우리 몸을 끊임없이 전시 상황으로 몰아붙인다. 이렇게 뇌와 근육에 에너지가 장시간 집중되면 소화, 흡수와 같은 에너지를 생산하는 대사가 떨어지면서 전체적인 에너지가 고갈된다. 매일 이런 생활이 계속되면 기력도 떨어져 무기력해지고 상처가 생겨도 회복이 잘 되지 않는다. 결국 손상된 세포들이 증가하면서 염증이 증가하고 오장육부의 기능이 떨어져 만성피로와 여러 가지 불편함을 겪는다.

우리에게는 유유자적하면서 심리적 안정을 취할 시간이 필요하다. 하지만 아침부터 저녁까지 다람쥐 쳇바퀴 같은 삶을 사는 현대인들에게는 쉽지 않은 일이다. 그렇다고 대책이 없는 것은 아니다. 심리적 안정을 위한 긍정적 사고, 스트레스 관리, 숙면에 대해서 알아보자.

긍정적 사고가
긍정적인 몸을 만든다

미네소타 로체스터에 있는 메이요 클리닉에 근무하는 심리학자들은 40년 동안 진료를 받아온 환자 839명을 대상으로 '낙관성으로 인간의 수명을 예측할 수 있는지'에 대해 연구했다. 그 결과 예상 수명을 기준으로 낙관적인 사람이 비관적인 사람보다 19% 더 오래 산 것으로 나타났다.

굳이 40년 동안 실험을 하지 않아도 우리는 긍정적인 사람이 그렇지 못한 사람보다 오래 산다는 사실을 이미 알고 있다. 잘 모르겠다면 TV에서 장수한 사람들의 인터뷰나 그들의 삶을 다룬 다큐멘터리를 몇 편만 보면 '긍정'이라는 공통적 키워드를 찾을 수 있다.

심리학자 어빙 커시는 우울증 치료에 있어 항우울제와 심리요법을 시작하기 전에 각 환자들에게 이런 질문을 했다. "치료 결과가 어떻게 될 것 같습니까?" 이 질문에 대한 환자들의 대답으로 그는 치료 성과를 예측했다. 그리고 그 결과는 예측과 같이 치료에서 호전될 것 같다고 말한 환자들이 가장 많이 개선되었고 호전을 기대하지 않은 환자들은 가장 적게 호전 되었다.

긍정적 사고는 장수와 치료에 아주 중요한 요소다. 세포들은 스스로 생각하는 것이 아니라 호르몬의 통제를 받는다. 우리가 긍정적인 사고를 하면 세레토닌과 같은 긍정적인 호르몬들이 나와서 세포가 정상적인 대사를 즐겁게 하도록 한다. 반면 부정적인 사고는 걱정과 시기심 같은 감정들이 코르티솔과 같은 스트레스 호르몬을 나오게 한다. 그래서 똑같은 일을 해도 즐겁게 일한 이는 일의 진행 속도가 빠르고 피로도도 낮고 성취도는 높다. 반대로 억지로 일한 이는 일의 진행 속도도 느리고 피로도가 높고 성취도는 낮다. 이는 우리 주변 또는 우리 스스로가 쉽게 경험할 수 있는 상황이다.

사실 이런 긍정적 사고가 도움이 된다는 사실은 누구나 공감 하지만 긍정적 사고를 한다는 것이 말처럼 쉽지는 않다. 어떤 일을 할 때 싫거나 부끄럽거나 귀찮다는 감정이 일어나면 나도 모르게 부정적인 생각에 빠져든다. 이런 부정적인 생각을 지워야 하지만 생각보다 쉽지 않다. 이럴 때 '감사'라는 유용한 도구를 사용하면 도움이 된다. 굳이 부정적인 생각을 지우기보다는 감사한 일들을 나열하기만 하면 된다. 그러면 마음에서 긍정적인 부분이 늘어나면서 자연스럽게 부정적인 부분이 밀려난다. 걱정이 많던 나는 아침마다 주어지는 하루에 감사하고 숨을 쉴 수 있음에 감사하고 눈으로 볼 수 있음에 감사한다. 과거에 천식과 녹내장으로 힘든 경험이 있었기 때문에 다른 사람들에겐 당연한 일이지만 나에게는 정말 감사한 일이다. 그리고 부정적인 생각이 들려고 할 때마다 감사한 일들을 되뇌면 많은 도움이 되었다. 김경미 작가의 책『그저 감사했을 뿐인데』처럼 그저 감사를 실천해보면 어떨까?

또 다른 방법은 긍정적인 문장을 찾아서 스마트폰이나 자신이 잘 보이는 곳에 두고 마음이 요동칠 때마다 읽고 곱씹으면 긍정적인 마음을 유지하는데 도움이 된다. 나는 일기장 첫 장에 포스트잇으로 붙여 높고 마음이 흔들릴 때마다 읽으면서 내 마음을 가라앉힌다.

'이것도 지나가리라,
세상에 이유 없는 것은 없다.
새옹지마塞翁之馬 - 늘 좋은 것도 없고 늘 나쁜 것도
없다,
극기克己 - 나를 이겨내자.'

이렇게 나 자신을 격려하다 보면 부정적인 생각의 자리가 줄어든다. 이런 문장들은 책에 널려 있으니 자신의 마음에 드는 문장을 찾아서 적어두고 활용하면 보다 긍정적인 사고와 더불어 보다 긍정적인 몸을 만들 수 있다.

03

관리되지 않는 스트레스

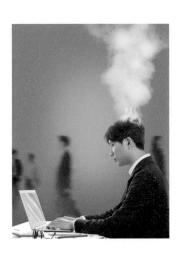

신체가 스트레스를 받으면 간은 더 많은 연료를 공급하기 위해서 지방과 당을 혈류로 보내고, 더 많은 산소를 공급하기 위해서 노력한다. 그리고 심장 박동이 빨라지면서 산소와 지방과 당을 근육과 뇌로 전달한다. 이때 소화 기능을 비롯한 다른 일상적인 신체 기능은 느려지거나 정지한다. 우리 몸은 이렇게 에너지를 효과적으로 사용토록 시스템을 전환하며 전시모드에 돌입한다. 이는 스트레스 상황을 해결하기 위한 과정으로 소위 스트레스 호르몬이라고 알려진 '코르티솔cortisol'과 '아드레날린adrenaline'을 분비해서 뇌와 근육이 충분한 에너지를 흡수해서 당면한 문제를 해결하도록 한다.

사람들은 이런 스트레스를 부정적으로 보지만 스트레스의 긍정적인 면을 볼 필요가 있다. 변화와 도전과정에서 발생하는 스트레스는 근육을 키우고 기량을 향상 시키며 공부의 집중력을 높인다. 즉 이런 긍정적인 스트레스는 우리의 발전과 성장을 돕는다. 이때 중요한 것은 스트레스의 양과 질이다. 스트레스가 지나치게 높으면 의지나 실행 능력이 감소하고 너무 낮으면 권태와 무기력감을 느낄 수 있기 때문이다.

문제는 우리가 통제할 수 있는 스트레스가 아니라 통제하기 어려운 스트레스가 대부분이라는 사실이다. 장기적인 스트레스의 노출은 소화, 흡수와 같은 에너지 대사를 떨어뜨리고 고혈압, 당뇨, 소화불량, 성욕감퇴, 비만 등 우리 몸 전반에 악영향을 미친다. 스트레스 상태가 지속되면 될수록 신체는 급격히 무너진다.

스트레스에서 벗어 날 수 없다면 잠시라도 그 상황을 해제시켜 주는 것은 어떨까?

그 첫 번째 방법은 호흡이다. 『죽기 전까지 걷고 싶다면 스쿼트를 하라』의 저자 고바야시 히로유키는 스트레스를 받으면 교감신경이 극대화되는데 이때 목 주위에 있는 압수용체를 작동 시키면 부교감 신경이 활성화되면서 스트레스 상황을 벗어날 수 있다고 한다. 이 스위치를 작동하는 방법은 바로 깊은 호흡이다.

두 번째 방법은 웃음이다. 웃음 치료에서 강조하는 여러 가지 효과 중에서 가장 탁월한 효과는 스트레스 감소다. 좋아서 웃든 억지로 웃든 웃으면 우리 몸에서는 호르몬의 변화가 일어난다. 이런 호르몬의 변화는 팽팽하게 당겨진 스트레스 상황을 전환할 수 있는 기회가 된다.

세 번째 방법은 운동이다. 스트레스 상황에서 코르티솔이 분비되면 근육이 굳어지면서 혈액 순환이 잘 안되는데 이때 운동을 하면 코르티솔로 인한 근육의 경직을 해소할 수 있다. 음식을 먹어서 스트레스를 푸는 것보다 아주 건강한 방법이라고 할 수 있다.

스트레스가 없으면 우리의 삶은 성장할 수 없다. 스트레스가 과하면 우리 삶은 황폐해진다. 호흡과 웃음 그리고 운동을 적절히 사용함으로써 스트레스와 삶의 균형을 맞춰가는 지혜가 절실히 필요한 시대다.

우리가 잊고 사는 보약, 숙면

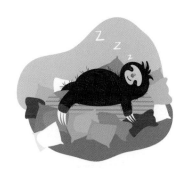

침대 광고에 에디슨이 등장한 적이 있었다. "잠은 인생의 사치입니다. 저는 하루 4시간만 자면 충분하다고 생각합니다" 라는 에디슨의 연설 내용이 인용되었다. 에디슨은 평소에도 "수면이란 시간 낭비에 불과하다"라고 말했다고 한다. 또한 나폴레옹은 '3시간은 근면, 4시간은 보통, 5시간은 게으른 것이다'라고 수면시간을 평가했다. 우리나라에도 하루 네 시간을 자면서 공부하면 대학 입학에 붙고 다섯 시간 이상 자면 대학에 떨어진다는 '사당오락'이라는 말이 있다. 앞에서 언급한 이들은 성공이라는 공통점 이외에 또 다른 공통점이 있다. 바로 까칠한 성격이다. 에디슨은 평소 화를 잘 내고 가족과도 사이가 좋지 않았다는 소문이 있고 나폴레옹도 성격이 좋다고 할 수 없다. 공부를 잘

하는 친구들 중에 까칠한 친구들이 많았던 점도 참고해 볼 만한 사항이다. 그렇다면 잠이 왜 사람의 성격을 까칠하게 만들까?

1964년 당시 열일곱 살 고등학생이었던 랜디 가드너는 불면 기록 세우기에 도전했다. 그 결과 그는 1964년 12월 28일 오전 6시에 잠에서 깨어난 후 264시간(11일간)이라는 최장 기간의 불면 기록을 세웠다. 그 과정에서 그는 2일째부터 신경이 예민해지고 몸 상태가 좋지 않았으며 기억장애가 나타났다. 또한 집중력이 현저히 떨어지고 텔레비전을 보지 못했다. 4일째에는 망상이 나타나고 심한 피로감을 호소했다. 7일째에는 동작이 떨리고 언어장애가 생겼다.

잠을 자는 동안 아무 일도 일어나지 않는 것 같지만 실제로는 교감신경이 안정되고 부교감신경이 활성화 되면서 신체회복, 에너지보존, 호르몬 분비, 기억저장 등의 균형을 잡아 준다. 낮 동안 틀어지고 손상 된 몸을 보수하고 균형을 잡는 것이다. 과도하게 신체를 사용하면 보수 소요가 크고 하루 종일 쉬면 보수 소요가 작을 수는 있지만 결국은 매일 보수 소요가 발생하는 것은 변함이 없다.

수면 시간이 부족하면 몸의 균형이 깨지고 이런 몸을 보호하기 위해서 성격이 까칠하게 변한다. 까칠한 성격은 외부적 자극을 거부하면서 신체를 보호하려는 자기방어기제인 것이다. 반면 똑같은 일이나 상황이라도 컨디션이 좋을 때는 여유롭게 대처하는 모습을 볼 수 있다. 즉 잠은 육체적 균형과 심리적 안정에 필수적 요소라고 할 수 있다.

그렇다면 어떻게 자면 좋을까?

먼저 수면 시간이다. 대한수면학회는 직장인 554명을 대상으로 조사한 결과 평균 6.5시간으로 미국인에 비해 1시간이상 부족하다고 한다. 책마다 학자마다 조금씩 다르지만 평균 7~8시간을 권장하고 있다. 하지만 이는 누구에게나 적용되는 절대값이라고 할 수는 없다. 회복소요가 많거나 수면의 질에 따라 수면 시간은 달라진다. 중요한 것은 아침에 일어났을 때 느끼는 피로도다. 피로가 덜 풀렸다는 것은 회복할 시간이 부족했음을 의미하기 때문에 피로가 높은 날은 조금 더 일찍 잠자리에 드는 것이 좋다.

두 번째는 취침 시간을 일정하게 가지는 것이다. 수면과 관계된 멜라토닌 호르몬이 규칙적으로 나오도록 매일 일정한 시간에 잠자리에 드는 것이 좋다. 그렇다고 새벽 1~2시에 규칙적으로 자는 것은 좋지 않다. 7~8시간의 수면 시간을 채우기 위해서는 아침이 밝아 올 때까지 자야하는데 밝아지면 멜라토닌 호르몬이 감소하면서 수면의 질이 떨어진다. 따라서 적어도 23~24시 이전에 잠자리에 드는 것이 숙면에 도움이 된다.

세 번째는 취침 4시간 이전에 저녁 식사를 한다. 수면에 들어가면 오장육부는 작동을 멈추고 상처 입은 세포들을 보수하기 시작한다. 하지만 음식물이 위에 가득하면 오장육부는 음식을 처리하는데 에너지를 집중한다. 그 음식을 모두 처리 후에 보수를 시작하기 때문에 늦게 식사를 하면 몸을 보수할 시간이 부족해진다. 야식을 먹고 잔 날과 저녁을 가볍게 먹고 잔 다음날 아침의 컨디션을 비교해 보면 쉽게 이해할 수 있을 것이다.

네 번째는 취침에 부정적인 요소를 제거한다. 몸을 회복하는데 필요한 부교감신경의 활성화를 방해하는 부정적인 이야기, 화나는 대화를 자제한다. 또한 숙면을 유도하는 호르몬(멜라토닌) 생성을 방해하는 스마트폰 및 TV를 멀리하는 것이 좋다.

오늘부터 경제적으로 부담 없고 부작용 없는 잠이라는 보약을 챙겨보는 것은 어떨까? 작은 실천이지만 당신의 심리적 안정과 신체의 균형을 회복하는데 그 어떤 보약보다 탁월한 효과를 발휘할 것이다.

세포를 이해하면
건강이 보인다

  자동차의 컨디션을 결정하는 요소는 엔진과 미션이다. 그래서 필자는 차를 선택할 때 어떤 엔진인지 미션은 몇 단인지를 살핀다. 반면 자동차 매니아인 친구는 엔진과 미션의 상호 밸런스까지 본다. 전문가들은 여기에 더해서 엔진과 미션의 부품까지 살핀다고 한다. 자동차는 약 2만 5000개의 부품들이 서로 유기적인 작동으로 차량의 성능과 내구성을 결정하기 때문이다. 실제로 고급차들이 한두 가지 부품 문제로 차의 성능이 떨어지거나 심지어는 불이 나는 경우를 TV를 통해서 볼 수 있었다.

  그럼 우리 몸의 컨디션을 결정하는 기관은 어디일까? 바로 오장육부다. 오장(간장·심장·비장·폐장·신장)과 육부(대장·소장·쓸개·위·삼초(三焦)·방광)는 음식을 소화하고 영양을 흡수해서 각 세포까지 공급한다. 또한 독소를 해독하고 노폐물을 몸 밖으로 원활하게 배출해서 대사를 방해하는 요소를 제거

한다. 이런 원활한 대사를 위해서는 한의학에서 장기의 허와 실로 장기 간의 균형을 이야기하기도 한다. 여기에 더해서 우리가 정작 관심을 가져야 하는 것은 각 장기를 구성하는 세포다.

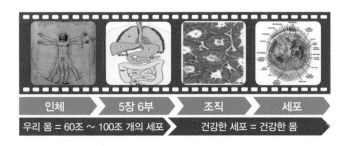

인체 > 5장 6부 > 조직 > 세포

우리 몸 = 60조 ~ 100조 개의 세포   건강한 세포 = 건강한 몸

세포의 원활한 대사는 오장육부 대사의 기본이기 때문이다. 우리는 약 60조 개의 세포가 각자의 위치에서 제 역할을 해 준 덕분에 건강하게 살 수 있다. 반대로 장기를 구성하는 세포들이 바이러스나 세균에 감염되거나 손상을 받아 염증이 생기면 어떻게 될까?

새 공장에서 건강한 노동자들이 열심히 일하면 좋은 제품들이 쉴 새 없이 쏟아져 나온다. 하지만 노동자들이 먹고 회복할 수 있는 기본적인 여건을 보장하지 않으면 노동자들의 컨디션이 떨어지면서 생산성도 낮아진다. 우리 몸도 이와 같아서 세포들이 먹고 휴식할 수 있는 여건이 보장되지 않으면 오장육부의 가동률이 떨어진다. 즉 식사를 편의점 음식이나 패스트푸드로 해결하고 늦은 밤까지 야근이나 회식을 하면 세포는 필요한 영양소를 공급받지 못하고 회복할 시간이 부족해진다. 결국 손상된 세포에서 염증이 발생하고 여기저기 아픈 곳이 늘어나기 시작한다.

이럴 때 병원을 찾으면 의사는 증상을 들어보고 필요한 약을 처방해 준다. 약을 먹으면 증상이 개선되기도 하지만 증상이 반복되거나 통증의 강도가 심해지는 경우도 있다. 중요한 것은 통증이 아니라 상처입고 지쳐있는 세포다. 대사의 주체인 세포를 돌보지 않고 증상만을 완화하기 위해 화학성분 가득한 약을 먹으면 일시적으로 세포들의 불만을 잠재울 수 있다. 하지만 그 불만은 더 큰 문제로 되돌아오는 경우가 많다.

이런 대사 문제를 과거에는 성인병이라고 불렀다. 나이가 들면서 노화로 인한 대사저하로 본 것이다. 그런데 1990년대가 되면서 나이를 구분하지 않고 대사저하가 발생하자 생활습관병이라고 부르다가 2000년대가 되면서 대사증후군이라고 부르게 되었다. 바로 당뇨, 고혈압, 고지혈증, 비만 등이다. 외부적 충격이나 감염을 제외하고 몸 내부에서 발생하는 많은 질환이 이런 대사증후군에 속한다.

세상이 복잡해지면서 과도한 스트레스, 불규칙한 식사,

운동부족, 환경오염, 과로 등 정상적인 대사를 방해하는 요소들이 점점 늘고 있다. 반면 대사를 원활하게 하는 요소들은 귀찮고, 어렵고, 잘 모른다는 이유로 간과시하고 있다. 이렇게 기본적인 대사를 방치하면 100세 시대를 아프면서 오래 사는 노후로 맞을 수밖에 없다. 따라서 원활한 신진대사를 통해서 건강하게 살고 싶다면 약 60조 개의 세포의 존재를 인지하고 그 중요성에 공감해야 한다. 그리고 세포가 정상적인 대사를 할 수 있는 환경을 하나씩 만들어 주고 대사를 방해하는 요소들을 하나씩 줄여가는 지혜가 필요하다.

건강한 세포에게
필요한 세 가지

우리 몸의 수많은 세포들이 원활하게 작동하기 위해서는 많은 것이 필요할 것 같지만 세 가지만 충족되어도 세포가 정상적으로 작동하는데 어려움이 없다. 그 핵심적인 요소는 영양, 산소, 물이다.

영양은 세포를 움직이는 에너지의 원료이자 세포를 구성하는 요소다. 충분한 영양소가 공급되면 세포는 활동에 필요한 에너지를 만들어 낸다. 반면 영양소가 부족하면 에너지 생산율이 떨어져서 우리 몸은 무기력해진다.

세포는 다양한 환경, 감염, 대사 과정에서 크고 작은 상처를 입는다. 이런 상처를 치유하는데 영양소는 중요한 재료가 된다. 만약 세포의 손상이 크거나 영양소가 부족하면 세포는 혈관을 확장시켜서 필요한 영양을 공급 받으려고 한다. 이때 통증과 열이 발행하는데 이를 우리는 염증 반응이라고 부른다. 염증이 생기면 열이 나고 통증이 있기 때문에 아주 불편하고 귀찮은 존재로 치부하지만 세포 입장에서 보면 염증과 통증은 세포의 생존에 꼭 필요한 시스템이다.

염증이 생기면 의사들은 의례 항생제를 처방한다. 외부적 감염이 의심된다면 이해가 되지만 그 이외의 상황이라면…. 또는 혈관 수축제를 처방하는 경우도 있는데 혈관이 수축되면 통증이 사라진다. 그런데 세포가 영양을 공급받기 위해서 일부러 혈관을 확장했는데 인위적으로 혈관을 수축하면 어떻게 될까? 밥상닥터에 출연한 김동신 한의사는 염증이 만성화되면 큰 병이 될 수 있다고 했다. 또한 만성염증이 있으면 치매 및 암 발생률이 높아진다고 했다. 이런 만성염증과 질병의 관계는 책이나 프로그램에서 의사들이 수도 없이 언급하고 있다. 염증과 통증, 단순히 불편하게 볼 것이 아니라 그 역할에 대해 세포의 입장에서 바라볼 필요가 있지 않을까?

산소는 불을 피울 때만 필요한 것이 아니라 세포가 에너지 대사를 할 때도 꼭 필요한 요소다. 신체는 산소를 공급하기 위해서 호흡을 한다. 하지만 대부분의 사람들은 호흡을 제대로 하지 못한다. 그들에게 호흡의 주된 목적을 물어보면 산소를 공급하기 위해서, 살기 위해서라고 답한다. 또한 사람들에게 호흡하는 방법을 물어보면 "방법은 무슨, 그냥 숨을 쉬면되지"라고 얼버무릴 뿐이다. 두산백과 사전에서 호흡이라는 단어를 찾아보면 다음과 같이 나온다.

'호흡의 주된 목적은 산소를 얻기 위함이 아니라
이산화탄소를 우리 몸에서 빨리 제거하기 위해서이다.'

대부분의 사람들은 산소 공급을 중요하게 생각하기 때문에 날숨보다는 들숨에 신경을 쓴다. 맑은 산소를 폐에 가득 채우고 싶지만 폐 속에 배출되지 못한 이산화탄소가 가득하다면 어떨까? 물컵 아래 1/2 분량의 오염된 물은 남겨두고 매번 위에 있는 1/2만큼만 물을 교환하는 것과 무엇이 다를까? 충분한 날숨으로 폐속에 있는 이산화탄소와 휘발성 독소를 내보낼 수만 있다면 보다 많은 양의 산소를 담을 수 있다.

산이나 바닷가에서 술을 마셔보면 잘 취하지 않거나 다음날 일어나도 숙취가 덜한 것을 경험할 수 있다. 바로 산소 농도가 높아서 평소보다 대사가 잘 되기 때문이다. 이런 이유로 유명 엔터테인먼트 회사, 독서실, 심지어는 술집까지 산소발생기를 설치해서 대사를 촉진하는 사례가 늘고 있다. 의심스럽다면 지하실 같은 공기가 탁한 곳에서 술을 마셔보고 산이나 바닷가에서 술을 마셔 보면 산소 농도에 따른 대사 정도를 쉽게 경험할 수 있다.

일반적으로 신체는 수분이 약 70%라고 알고 있지만 갓 태어난 아이들은 수분율이 80% 이상이고 노인의 경우는 50% 전후다. 혈액을 통해 공급된 수분은 세포의 영양 공급을 원활하게 하고 노폐물의 배출을 돕는다. 영양소나 노폐물은 독자적으로 움직일 수 없기 때문에 물에 용해되어서 이동한다. 그리고 물은 세포가 받는 충격을 완화하고 세포를 탱탱하게 유지 시킨다.

사과를 냉장고에 넣어두면 겉이 마르기 시작하고 시간이 갈수록 속까지 마르는 현상을 볼 수 있다. 세포도 물이 부족하면 겉이 마르기 시작하고 나아가 속이 마르면서 영양 공급과 노폐물 배출이 원활하지 못하게 된다. 이런 여러 가지 이유로 많은 사람들이 물을 마시며 체내 수분율을 높이려고 노력한다. 하지만 무조건 물을 마신다고 수분이 흡수되는 것은 아니다. 우리 신체는 혈액 염도를 항상 0.9%로 유지한다. 땀으로 수분 손실이 되거나 짠 음식을 많이 먹으면 체내 염도가 올라간다. 이 때 몸은 갈증이라는 신호를 보내서 우리가 물을 보충하도록 한다. 그런데 좋다는 이유만으로 다량의 물을 매일 마시면 어떻게 될까? 체내 수분이 부족했다면 컨디션이 향상된다. 하지만 혈액의 0.9% 염도를 희석할 만큼의 물이 들어오면 몸은 일정한 염도를 유지하기 위해서 초과되는 물을 배출한다. 이런 상황을 무시하고 과도하게 물을 마시면 수독, 저나트륨증이 올 수 있고 초과된 물을 몸 밖으로 내보는 과정에서 신장에 과부하가 걸린다. 그렇다고 물 마시는 것을 어려워 할 것은 없다. 저염식 보다는 맛나게 간을 해서 먹고 커피나 탄산음료 보다는 1.5L 내외의 순수한 물을 나눠서 자주 마시면 된다. 그리고 물을 마실 때 적당한 염분을 함께 보충해주면 수분의 체내 흡수율을 높일 수 있다.

세포의 털(당사슬)을 보면 건강이 보인다

우주에서 지구를 보면 마치 매끈한 공처럼 보이지만 지구에 가까이 다가가면 울퉁불퉁한 산과 바다 그리고 수많은 나무를 볼 수 있다. 세포도 멀리서 보면 마치 매끈한 방울토마토처럼 보이지만 가까이 다가가 보면 당사슬이라는 털로 덮여 있다.

2016년 겨울 엄지의 제왕 '겨울 건강 면역을 키워라'편에서 정상 세포는 털(당사슬)이 빼곡하게 있지만 아프거나 암이 걸린 세포는 털(당사슬)이 부족하다고 했다. 실제로 건강한 세포는 약 10만 개의 털(당사슬)을 가지고 있고 일반 세포는 3~4만 개, 암 환자의 세포는 약 1만 개 미만의 털(당사슬)을 가지고 있다고 한다. 그렇다면 세포의 털(당사슬) 상태가 세포 건강의 척도가 될 수 있을까?

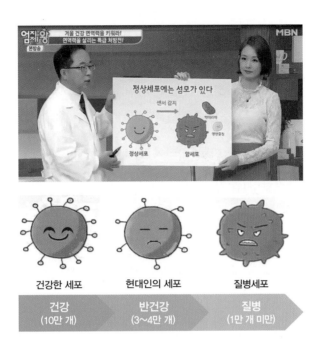

건강한 세포　　　현대인의 세포　　　질병세포

건강
(10만 개)
반건강
(3~4만 개)
질병
(1만 개 미만)

　도쿄도 장수연구소의 엔도 타마오 박사 연구팀은 초장수 노인에게서 공통적으로 발견되는 당사슬 구조에 주목했다. 당사슬은 면역 기능이 적정 수준을 유지하도록 우리 몸속 세포의 안테나 역할을 한다. ―『명견만리』 새로운 사회편 (2017)

　서재걸 박사는 세포의 털(당사슬)을 한마디로 센서로서 인지기능, 면역기능, 대화기능이 있다고 했다. 인지기능은 혈액이나 체액 속에서 흐르는 각종 영양소를 파악해서 세포가 필요한 영양소를 받아들일 수 있도록 돕는다. 만약 당사슬이 부족하면 혈액 속에 영양이 충분해도 어떤 영양소가 있는지 인지 할 수 없기 때문에 필요한 영양소를 제대로 받아들이기 어렵다.

면역기능은 바이러스, 세균, 독소들이 들어 왔을 때 적인지 아군인지를 파악해서 백혈구와 같은 면역체계에게 신고하는 역할을 한다. 만약 센서가 제대로 작동하지 않으면 세포는 다양한 적을 인지하지 못하고 백혈구와 같은 면역계를 호출할 수 없기 때문에 손상이나 감염에 노출될 가능성이 높아진다.

대화 기능은 인접하고 있는 세포들 간의 소통을 담당한다. 혼자서 일하는 것이 효과적일 때도 있지만 일반적으로 반복되는 일은 다양한 사람과 소통하면서 협업할 때 더 효과적이다. 세포도 독립적으로 일하기보다는 인접 세포들과 끊임없이 소통할 때 오장육부의 효율성이 높아진다. 즉 간세포들 중 50%의 세포들은 열심히 일하는데 50%의 세포들은 세포의 털(당사슬)이 부족해서 서로 소통하지 못하면 간의 정상적인 작동을 기대할 수 없다는 것이다.

결론적으로 세포의 털(당사슬)이 부족하면 인지, 면역, 대화의 제한으로 영양결핍에서부터 면역질환, 나아가 암까지 걸릴 수 있다. 그렇다면 줄어든 세포의 털(당사슬)을 어떻게 늘릴 수 있을까? 『잃어버린 영양소』를 저술한 스티브뉴전트 박사는 세포의 털(당사슬)은 만노오스, 갈락토오스, 푸코

오스, 자일로오스, 글루코오스와 아세틸화 당 영양소인N-
아세틸뉴라민산, N-아세틸갈락토사민, N-아세틸글루코
사민의 8가지 특수탄수화물로 구성되어 있고 이 8가지 영
양소를 당영양소 또는 글리코영양소라고 했다.

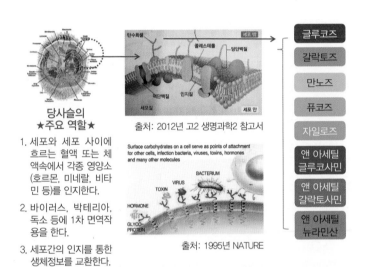

다행히 이 당영양소(글리코영양소)는 밥만 잘 먹어도 우리
몸에서 모두 만들 수 있다. 밥이 보약이라고 하는 말이 정
답이다. 하지만 그 답이 현재는 유효하지 않다. 과도한 스
트레스, 가공식품, 환경호르몬, 식품 첨가물, 불규칙한 식
사로 피곤해진 신체를 회복하기에도 부족한 영양으로는 세
포의 털(당사슬)을 만들어내기란 역부족이다. 즉 당영양소(글
리코영양소)가 몸에서 자연적으로 생성되기를 기대하기는 어

렵다는 것이다. 그렇다면 외부에서 공급하는 것은 어떨까? 해독주스로 유명한 서재걸 박사는 "평소에 당영양소를 음식이나 보충제를 통해 직접적으로 공급해 주지 않으면 안 된다"고 했다. 또한 의대생들이 배우는 하퍼의 생화학교과서에서도 '비록 우리 몸이 포도당으로부터 다른 단당류를 만들어 쓸 수 있기는 하지만, 어떤 조건하에서는, 단당류를 직접 보충해 주는 것이 유익하다는 확실한 증거가 있다'며 언급하고 있다.

그렇다면 어떤 음식에 당영양소(글리코영양소)가 들어있을까? 우유, 쌀, 미역, 알로에, 노니, 버섯, 인삼, 겨우살이, 로얄제리 등에 8가지의 당영양소 중 한 두 가지가 들어 있다. 한두 가지의 당영양소만으로도 분명 건강을 개선하는데 도움이 된다. 하지만 문제는 당영양소의 양은 적은 반면 칼로리와 같은 부가적인 요소까지 같이 섭취를 해야 한다는 점이다. 그렇다면 필요한 8가지 영양소만을 추출해서 먹을 수는 없을까? 가능하다. 1996년 매나테크라는 회사가 최초로 당영양소를 추출해서 제품화 했다. 조성 물질이 전 세계 특허, 한국 특허로 묶여 있어서 20년 동안 이 회사만 생산했지만 특허가 풀리면서 다른 회사에서도 생산하고 있다.

당영양소(글리코영양소)가 세포를 정상화하는데 도움이 되는 것은 사실이지만 좋다는 이유만으로 무조건 선택하기보다 먼저 서재걸 박사의 『사람의 몸에는 100명의 의사가 산다』 중에서 당영양소 부분을 읽어보길 권한다. 적어도 자신이 먹는 당영양소(글리코영양소)가 어떤 기전으로 세포의 털(당사슬)을 회복시키고 건강에 도움이 되는지를 제대로 이해하는 것이 더 중요하기 때문이다.

내가 먹는 음식이
나를 만든다

건강을 위해서 가장 쉽게 실천할 수 있는 방법이 심리적 안정이었다면 균형된 영양은 건강에 직접적이고 가장 많은 영향을 미치는 요소다. 우리 몸은 태어날 때의 모습으로 평생 사는 것이 아니라 성장과 노화를 거치면서 많은 변화를 겪는다. 이는 몸을 구성하는 세포의 변화다. 세포는 재생 주기에 따라 끊임없이 소멸과 재생을 반복한다. 위장세포는 2시간 30분, 백혈구는 평균 48시간, 정자는 2~3일, 내장세포는 2시간 30분~7일, 피부는 28일, 두피세포는 2개월, 적혈구는 4개월, 근육과 장기세포는 120~200일, 손톱과 발톱은 6개월, 신경세포와 뼈 조직은 7년마다 한 번씩 세포를 새롭게 바꾼다.

이런 세포 재생 과정에는 다양한 조건이 필요하지만 가장 중요한 것은 세포 재생에 필요한 재료다. 고등학교 생물 교과서를 보면 세포는 주로 단백질로 구성되어 있고 세포막은 지질, 즉 지방으로 구성되어 있으며 그 표면 위에 있는 세포의 털(당사슬)은 특수탄수화물(당영양소)로 구성되어 있다고 한다. 비타민과 미네랄은 촉매제로써 간에서 우리 몸에 필요한 영양소를 합성하고 이동하는데 중요한 역할을 한다. 그리고 탄수화물은 포도당으로 전환되어서 세포가 움직이는 에너지로 사용된다. 즉 우리가 먹는 음식이 나 자신을 만들고 나를 움직이는 것이다.

사람들의 건강상태를 살펴볼 때 그 사람의 식습관과 먹는 음식을 살펴보면 많은 것을 알 수 있다.

A군	B군
일정한 시간에 식사를 한다.	식사 시간이 불규칙하다.
주로 한식으로 먹는다.	하루에 한 끼는 정크푸드를 먹는다.
소식한다.	아침은 거르고 폭식을 자주 한다.
시간적 여유를 가지고 천천히 먹는다.	식사를 빨리 한다.
한 끼를 소중하게 생각한다.	한 끼를 배만 채우면 된다고 생각한다.

A군과 B군 중 누가 건강한지는 쉽게 알 수 있을 것이다. 물론 A군처럼 늘 바른 생활을 하기는 어렵다. 주로 A군과 같이 생활하면 건강할 가능성이 높고 주로 B군과 같이 생활하면 건강이 나쁠 가능성이 높다.

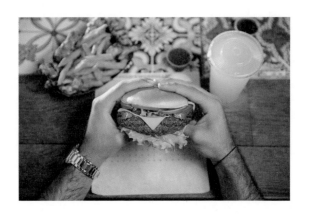

　몇 년 전 미국에서 모건이라는 유튜버는 한 달 동안 햄버 거만 먹는 실험을 했다. 시작 전 실시한 건강검사에서 정상 수치를 확인한 다음날부터 실험이 진행되었다. 물론 건강 의 변화를 살피기 위해서 심장전문의, 위장전문의, 외과의 사의 도움을 받으면서 진행했다. 시작은 즐거운 마음으로 했지만 매 식사를 햄버거로 적응하기까지는 3일이 걸렸다. 시간이 지나면서 컨디션이 조금씩 나빠졌다. 3일 이후에는 햄버거를 먹는데 어려움은 없었지만 컨디션이 급속도로 나 빠진다는 것을 느끼게 되었다. 중간에 병원에서 피 검사를 해 본 결과 의사는 하루 기준치를 훨씬 초과하는 칼로리를 섭취하고 있으니 음식을 절제하라고 했다. 그의 여자 친구 는 예전과 다르게 빠르게 지쳐 가는게 보인다고 걱정했다. 그러다가 두통이 시작되어서 병원을 찾았더니 간에 문제가 있을 수도 있다고 했지만 그는 실험을 강행했다. 21일째 아 침에 일어났더니 숨을 제대로 쉴 수 없어서 다시 병원을 찾앉다. 의사는 요산과다로 통풍의 위험성이 높고 간 상태가 위험하다면서 황당한 실험을 중지하도록 권유했다. 모건도 잠시 당황했지만 끝까지 실험을 마쳤다. 30일째 사람들의 축하를 받으면서 실험은 마무리 되었다. 한 달 동안 모건의 체중은 24kg나 늘었으며 피검사 결과 지방간과 콜레스테롤 수치가 너무 높고 심장병 위험도는 두 배라는 결과에 의사들은 각종 수치들이 회복될지 의문이라고 했다.

실험결과가 조금 극단적으로 나왔지만 생각해 볼 부분이 많은 실험이다. 하루 동안 운동을 하지 않거나 잠을 자지 않는다고 건강이 금방 나빠지지는 않는다. 하지만 한 끼의 식사를 잘못하면 속이 탈이 나면서 건강에 적신호가 들어온다. 즉 음식은 우리의 컨디션과 건강에 직접적이고 가장 강력한 영향을 미치는 것이다.

미래에는 공상영화처럼 몸을 쓰다가 문제가 생기면 버리고 다른 몸으로 정신만 옮겨 갈 수도 있겠지만 아직은 세상에서 하나밖에 없는 몸을 잘 관리해야 한다. 차에 좋은 엔진오일과 좋은 기름을 넣어 주면 좋은 컨디션을 유지할 뿐만 아니라 잔고장 없이 오래 탈 수 있다. 우리 몸은 어떤 차보다 비싸고 세상에서 유일한 자산이다. 소중한 자신의 몸을 위해 조금 더 관심을 가져 주는 것은 어떨까? 신선하고 영양 가득한 음식을 챙겨 먹는 것으로 시작해도 좋다. 아니면 정크푸드를 조금 줄이고, 합성과 과도한 당분이 함유된 음료와 음식을 멀리하고, 오래된 음식은 먹지 않는 것도 좋은 선택이다. 좋은 식습관을 하나씩 더하고 나쁜 식습관을 하나씩 줄여보면 어떨까? 한 끼의 식사로 허기진 배를 채우고 맛의 즐거움을 즐기는 것도 중요하다. 하지만 내가 먹은 음식이 내 몸을 만들고 건강과 컨디션을 결정한다는 사실을 잊어서는 안되겠다.

밥이 보약인
시대는 지났다

이제까지 살아오면서 감사할 일이 많지만 그 중 하나가 밥맛이 없어본 적이 없다는 것이다. 아파도 피곤해도 항상 밥맛이 좋다. 아침에 늦잠을 잘 때도 꼭 밥을 챙겨 먹고 잔다. 밥맛이 없으면 반찬 맛으로, 반찬 맛이 없으면 밥맛으로 식사를 했다. 이러다보니 늘 밥이 보약이라는 생각으로 살았고 영양제나 보양식을 챙겨 먹길 꺼려했다. 그런데 나이가 들면서 하루 세 끼 밥이라는 보약을 잘 챙겨 먹는데도 배만 나오고 건강하지 못했다. 분명 밥이 보약이라고 했는데….

과거 일제 강점기 이전에는 도정하지 않은 현미를 먹었다. 현미는 완전식품이라고 할 수 있을 정도로 영양이 풍부해서 밥만 고봉으로 먹으면 웬만한 영양소는 보충이 가능했다.

	백미	현미
수분	10.8%	11.5%
단백질	6.7g	7.4g
칼슘	1mg	3mg
인	131mg	262mg
철	0.4mg	1.5mg
칼륨	107mg	269mg
비고	백미 / 현미 100g 기준	

– 참고자료 : 국가표준식품성분표 9개정판(2016). 농촌진흥청

성분표에 나오지 않는 영양소까지 포함하면 현미는 백미와는 비교할 수 없을 정도로 많은 영양소를 가지고 있다. 그렇다고 당신에게 현미를 권하고 싶지는 않다. 현미는 겉껍질 때문에 적어도 60번 이상을 꼭꼭 씹어 먹어야 한다. 그렇지 않으면 화장실에서 당신의 온 몸을 탐험하고 나온 온전한 현미 알갱이들을 볼 수 있다. 즉 제대로 씹지 않으면 현미의 영양 성분을 흡수할 수 없다는 것이다.

현미보다는 부족하지만 백미도 우리가 필요로 하는 영양소를 웬만큼 공급한다. 하지만 쌀의 소비가 줄고 밀가루와 가공식품이 늘면서 우리의 식단은 영양 중심에서 칼로리 중심으로 바뀌었다. 또한 우리가 먹는 음식들의 영양 밀도가 낮아지고 있다. 작물의 대량 생산체제가 시작되면서 토양의 오염은 가속화 되었고 지력을 회복하는 휴경재배가 줄고 비료가 땅의 지력을 대신하게 되었다. 작물들은 햇살

과 비 그리고 바람을 맞으며 지력을 충분히 흡수할 기회를 잃어버리고 유통을 위해서 익기도 전에 수확을 하는 경우가 많아졌다.

빨간토마토에는 라이코펜이라는 항산화 물질이 풍부하지만 조기 수확한 초록색토마토에서는 라이코펜을 기대하기 어렵다. 설상가상으로 과일과 야채들이 수확 후 가스를 이용해서 비자연적인 방법으로 색을 변하게 하기도 한다. 그 결과 과거 1951년에는 복숭아 2개만 먹으면 성인 여성의 비타민A 권장량을 충족했지만 2000년대에 수확한 복숭아는 53개를 먹어야 필요한 비타민A를 충족할 수 있다고 스티브뉴전트 박사는 이야기하고 있다. 또한 일본과학기술청의 자료에 따르면 1952년의 시금치, 당근, 귤 한 개의 영양을 현재는 시금치 열아홉 단, 당근 열 개, 귤 스무 개를 먹어야 비슷한 영양을 채울 수 있다고 했다. 이렇게 야채와 과일의 영양밀도가 시간이 지나면서 점점 떨어지고 있는 것이다. 이런 상황에서 야채와 과일만으로 영양을 채우려면 매일 소 같이 많은 양을 먹어야 하지만 현실적으로 쉽지 않은 일이다.

과거 현미를 주식으로 할 때만 해도 균형된 영양 섭취와 높은 영양밀도 덕분에 밥이 보약이 될 수 있었다. 그렇다고 지금의 밥상이 도움이 되지 않는다는 것은 아니다. 보약이라고 말할 수는 없지만 균형된 영양 섭취의 기본은 여전히 우리의 밥상이다. 하지만 현실은 이런 균형된 식사조차 어렵다. 불규칙한 식사와 넘쳐나는 가공식품, 제대로 씹지 않고 먹는 습관과 급한 식사, 오염되거나 지력이 낮은 토양에서 대량으로 생산된 작물은 우리가 활동하고 몸을 보수하는데 필요한 영양소 섭취를 어렵게 하고 있다. 물론 칼로리는 충분히 공급 받을 수 있지만 활동성이 적어진 현대인들에게 필요한 것은 칼로리가 아니라 균형된 영양소다. 늘 배가 부르지만 건강하지 못한 우리의 삶을 돌아보고 그 이유를 곰곰이 생각해 보아야할 때다.

그래도 밥이 여전히 보약이길 기대한다면 현미를 60번 이상 꼭꼭 씹으며 천천히 식사를 하고 지력이 충분한 땅에서 햇살과 비바람을 맞고 자란 과일과 야채를 먹으면 도움이 될 것이다.

10 기본영양소와 기능성영양소

건강에 대한 관심이 높아지면서 건강상태에 따라 영양소를 챙겨 먹는 사람들이 늘어나고 있다. 장이 불편하면 유산균을 먹고, 눈이 불편하면 루테인&지아잔틴을 챙겨먹고, 빈혈이 있으면 철분을 챙겨 먹고, 피곤하면 비타민B군을 챙겨 먹거나 간에 도움이 되는 밀크시슬을 먹는다. 또한 혈액 순환 개선을 위해서 오메가3를 먹고 실내에서만 생활하면 햇빛을 대신해 비타민D를 먹는다.

이렇게 하나둘 챙겨 먹다 보니 지인은 10가지가 넘는 영양소를 챙겨 먹는다고 한다. 본인이 너무 많이 먹는 것은 아닌지를 걱정하면서도 막연한 두려움 때문에 줄이지도 못하고 있었다. 분명 영양소를 챙겨 먹지 않는 것보다 챙겨 먹는 것이 건강에 도움이 된다. 하지만 제대로 알고 먹지 않으면 금전적 손실에서부터 건강까지 해칠 수 있다.

영양소를 이해할 때 기본영양소와 기능성영양소로 구분

하면 이해하기가 쉽다.

기본영양소는 우리가 알고 있는 5대영양소로써 지방, 탄수화물, 단백질, 비타민, 미네랄이다. 우리 몸은 정말 대단해서 기본영양소만 충분히 채워주면 필요한 영양소를 간에서 스스로 만들어 낸다. 하지만 앞에서도 언급했듯이 불규칙한 식사와 가공식품, 그리고 대량 생산된 고기와 채소는 기본영양소를 제대로 공급하지 못한다. 특히 단백질, 비타민, 미네랄의 보충이 절실히 필요하다. 비타민과 미네랄은 지방, 탄수화물, 단백질이 우리 몸에서 제대로 쓰일 수 있도록 하는 촉매 역할을 할 뿐만 아니라 간에서 필요한 효소나 영양성분을 만드는데 중요한 역할을 한다.

사람들에게 단백질 보충이 필요하다고 하면 대부분 고기를 많이 먹는다고 말한다. 문제는 현대인들이 고기를 소화하고 흡수하는 능력이 떨어지고 있다는 점이다. 고기는 입 안에서 잘게 조각을 낸 후 강한 위액에 담궈야 분해되어 소화가 된다. 그런데 제대로 씹지 않고 위액도 약하다면 어떨까? 특히 단백질 조직은 다른 영양소보다 크기가 커서 장에서 흡수되기가 쉽지 않다. 단백질 흡수를 돕는 팁은 누구나 잘 알듯이 된장이나 소금과 새우젓에 고기를 찍어 먹는 것이다. 외국에 가서 스테이크를 먹어 보면 소스나 기타 음식 전체가 짜다. 우리 입맛에는 맞지 않을지는 모르나 육식

위주의 식습관을 가진 그들에게 짠 음식은 자연스러운 음식 문화다. 고기를 소화 시키는 위액 중 위산은 HCL로 수소이온과 염소이온으로 구성되어있다. 수소는 물에서 염소는 소금에서 얻을 수 있다. 따라서 고기를 먹을 때 소금, 새우젓, 된장과 함께 먹으면 위산을 강하게 해서 고기를 소화하는데 도움이 된다.

과중한 업무, 잦은 야근, 수시로 있는 회식과 운동부족, 다양한 스트레스에 더해서 미세먼지까지 우리 몸을 괴롭히는 상황에서 기본영양소만으로 우리 몸을 움직이기에는 상황이 녹록치 않다. 기능성영양소는 이렇게 대사가 약해진 곳에 필요한 영양소를 추가로 공급함으로써 정상적인 대사를 가능하게 한다. 쉽게 이야기해서 평소 잘 달리는 자동차가 악조건에서 운행하다보면 성능이 떨어지는데 이 때 연료첨가제를 넣으면 차량 성능이 향상 되는 것과 같은 이치다. 하지만 차량 성능이 좋아졌다고 해서 연료첨가제만 넣고 달릴 수는 없다.

기능성영양소는 기본영양소에서 부족한 부분을 채워주는 것이기 때문에 기본영양소의 중요성이 줄어드는 것은 아니다. 즉 기능성 영양소를 먹더라도 균형된 식사와 식사만으로 부족한 기본영양소를 잘 챙겨야 한다는 것이다.

부족한 영양을 보충하기 위해서 영양제를 선택하는 경우가 많다. 이때 사람들은 브랜드와 가격을 기준으로 삼는다. 그 기준을 바꿔보는 것은 어떨까? 영양제는 재료가 천연이냐 합성이냐에 따라 가격 차이가 크다. 천연과 합성은 성분상으로 볼 때는 화학적 성질의 차이가 없지만 천연은 콜타르, 인공색소, 보존제, 당, 전분 등의 첨가제가 들어있지 않을 뿐만 아니라 흡수가 용이하다. 앞에서 언급했듯이 영양소가 체내에 들어가면 혈액을 타고 각 세포들에게 전달된다. 세포는 틸(당사슬)을 이용해서 필요한 영양소를 인지해서 받아들인다. 이때 합성으로 만들어진 영양소와 천연에서 추출한 영양소 중 어떤 영양소를 효과적으로 받아들일까? 당신이 세포라면 어떤 선택을 할까?

당신이 어떤 영양제를 선택하든 자유다. 하지만 해독 능력이 부족한 아이들에게는 합성향료, 인공색소, 보존제, 착색제, 경화유, 합성 감미료처럼 합성이나 인공적인 성분이 들어간 제품들은 정말 말리고 싶다.

⑪ 영양 흡수의 메커니즘

　우리가 먹은 음식들이 어떻게 약 60조 개의 세포로 들어갈까? 일반적으로 입으로 들어온 음식이 위에서 소화과정을 거친 후 장으로 이동해 수많은 융털에 의해서 필요한 영양소가 흡수 된다고 알고 있다. 여기에 조금 더 덧붙이면 장에서 흡수된 영양소는 간으로 이동 후 우리 몸에 필요한 성분으로 재구성, 재합성된 후 혈액을 통해 각 세포에게 공급된다. 영양 흡수 시 가장 중요한 역할을 하는 것은 1차적으로 영양을 흡수하는 장이다. 장이 나쁘면 아무리 좋은 것을 먹어도 몸 안으로 영양이 들어오지 못한다. 결국 어렵게 먹은 음식들이 대변으로 나가는 상황이 발생한다. 장은 생각보다 민감한 기관으로 스트레스를 받거나 밀가루, 가공식품, 기타 인공 또는 합성 물질이 첨가된 음식을 먹으면 장 환경이 나빠져서 영양의 흡수율이 떨어질 수 있다.

　영양이 가득한 혈액이 각 세포들을 지나가면 세포들은

표면의 털(당사슬)을 이용해서 영양소를 인지하고 필요한 영양소를 받아들인다. 그런데 털(당사슬)의 수가 적다면 어떨까? 영양소를 인지하는 센서가 10만 개인 세포와 3~4만 개 또는 1만 개인 세포들의 영양소 인지능력은 차이가 날 수 밖에 없다. 그리고 이런 차이가 매일 반복되고 누적되면 세포의 건강과 신체대사에 악영향을 미친다.

그렇다면 효과적인 영양의 흡수를 위해서 우리는 무엇을 해야 할까?

첫째는 가장 쉬운 방법으로 꼭꼭 씹어 먹는다. 바빠서 음식을 대강 씹어 넘기면 소화가 잘 되지 않는다는 것을 우리는 경험적으로 알고 있다. 이가 음식을 충분히 잘게 자르고 부수어 주어야 위액과 소화 효소가 잘 침투해서 음식물의 조직을 분해하고 흡수가 쉽도록 만들어 준다. 또한 씹는 과정에서 충분한 침(아밀라아제)이 나와야 탄수화물을 효과적으로 분해할 수 있다.

둘째는 장 환경을 개선한다. 장은 영양의 흡수뿐만 아니라 면역과 심리적 안정 등 많은 일을 하지만 생각보다 민감한 장기다. 스트레스, 밀가루, 가공식품, 기타 합성 첨가제들은 장 환경을 나쁘게 한다. 이런 요소들을 피하는 것이 최선이지만 현실적으로 어렵다면 차선책으로 유산균을 선택하는 것이 좋다. 하지만 장의 상태가 많이 좋지 않다면 위해요소를 차단하고 대량의 유산균으로 장의 상태를 개선하는 것이 우선이다.

셋째는 위와 장을 쉬게 한다. 예전에 나는 아침을 먹고 간식을 먹고 점심을 먹고 간식을 먹고 저녁을 먹고 야식을 먹었다. 많이 먹지는 않았지만 자주 먹는 습관이 있었다. 음식이 들어가면 소화하는데 약 4시간이 걸리는데 소화가 끝나기도 전에 음식을 계속 먹었던 것이다. 결국 위와 장 기능이 떨어져서 고생한 경험이 있다. 위와 장은 하루 종일 돌릴 수 있는 기계가 아니다. 위와 장에게 휴식을 주는 방법은 간헐적 단식을 하거나, 소식을 하거나, 간식을 먹지 않으면 된다. 나는 원래 위와 장이 좋지 않았기 때문에 간헐적 단식을 주기적으로 하고 간식을 거의 먹지 않는다. 하지만 소식은 여전히 어렵다. 자신의 상황과 여건을 고려해서 위와 장을 쉬게 해주면 영양의 소화, 흡수뿐만 아니라 삶이 한결 가벼워지는 경험을 할 수 있을 것이다.

네 번째는 세포의 영양소 인지 능력을 향상 시킨다. 앞에서도 언급 했듯이 세포의 털(당사슬)은 혈액으로 지나가는 영양소를 인지하는 기능이 있다. 세포에게 영양소를 충분히 공급하면 털(당사슬)이 자체적으로 생기기도 하지만 영양밸런스가 깨어진 상태에서 당사슬을 재건하기는 쉽지 않다. 따라서 외부에서 당영양소를 주기적으로 공급해 주면 세포의 털(당사슬)을 효과적으로 늘려서 세포의 영양 흡수를 높일 수 있다.

다섯 번째는 운동이다. 가장 보편적이고 누구나 아는 방법이다. 그렇다면 운동이 영양 흡수에 어떤 영향을 미치는 것일까? 평소에 혈액은 온몸을 돌면서 영양과 산소를 공급한다. 그런데 운동으로 세포가 활성화 되면 세포는 더 많은 영양과 산소가 필요하다. 몸은 기존 혈압으로는 세포가 필요한 영양과 산소를 공급할 수 없기 때문에 혈압을 높여서 세포에게 필요한 혈액을 공급하기 위해서 노력한다. 그리고 말단의 세포는 스스로를 진공상태로 만들어서 필요한 혈액을 빨아들인다고 『혈액의 모든 것』의 저자 히가시 시게요시는 이야기하고 있다. 즉 세포는 활동적일 때 더 많은 영양소를 소모하고 이를 보충하기 위해서 더 많은 영양을 흡수하는 것이다.

다시 정리하면 아무리 좋은 음식을 먹어도 장이 좋지 않으면 영양이 체내로 흡수되지 못하고 모두 변으로 나온다. 영양이 흡수되어서 혈액을 타고 세포에게 갔지만 영양을 인지하는 세포의 털(당사슬)이 부족하면 영양이 세포 안으로 들어 갈 수 없다. 결국 사용되지 못한 영양소는 변으로 배설되거나 체지방으로 쌓인다. 맛있게 먹은 음식들이 버려지지 않고 소화 및 흡수가 잘 되도록 작은 노력을 시작해 보자.

결과물을
확인하라

이제까지 살면서 나름 운동을 꾸준히 한 편이다. 학교 다닐 때 배운 합기도 덕분에 근육과 관절에 대해서 배울 수 있었고 수상인명구조원 자격증 덕분에 물에 빠지거나 물장난을 하면서 물을 먹은 적이 없다. 또한 겨울이면 타는 스노우보드 덕분에 하체 관리를 꾸준히 할 수 있었다. 하지만 나이가 들면서 운동량이 줄고 앉아서 일하는 시간이 늘면서 허리가 36인치까지 늘었다. 목욕탕에서 쉽게 볼 수 있는 팔다리는 가늘고 올챙이처럼 배만 나온 핫도그 종족으로 진화하는 것 같아서 마음이 편치 않았다. 특히 몸이 무거워져서 그런지 피로가 심해지고 건강상태가 좋지 않았다. 나이를 핑계로 보편적인 중년의 모습으로 살 것인지 아니면 다시 날렵한 몸매로 돌아갈 것인지를 결단해야 했다.

이런 고민을 하고 있을 때 건강식품회사에서 진행하

는 '마스터챌린지'라는 몸을 만드는 프로그램을 만나게 되었다.

'마스터챌린지' 대회는 일반적으로 우람한 근육을 겨루는게 아니라 4주간 프로그램 전 후를 비교해서 변화 정도를 겨루는 대회다. 아내의 만류에도 불구하고 내가 가진 운동 및 건강 지식을 활용하며 프로그램을 충실히 따랐다. 따로 시간을 내서 운동을 할 상황이 아닌 관계로 주로 집에서 간헐적 운동과 간헐적 단식으로 기초대사량을 늘렸다. 4주 후 우람한 근육은 없었지만 늘어졌던 체지방을 덜어내고 그 자리에 심플한 생활 근육들이 자리를 잡았다. 태어나서 처음으로 심사위원으로부터 근육이 예쁘다는 칭찬도 들었다. 결국 1등을 해서 포상으로 미국 텍사스에 있는 본사까지 다녀왔다. 평생 살아가면서 이렇게 몸이 좋았던 적이 없었다. 우승하고 찍은 사진을 액자로 만들어 거실에 걸어두었는데 4주 만에 환골탈태한 내 모습이 만족스럽다.

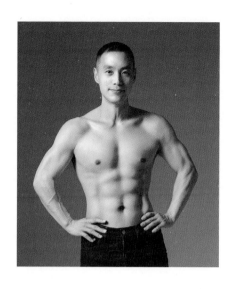

2년이 지난 지금, 여전히 바빠서 따로 운동을 다니지 못한다. 그래서 집에서 간헐적 운동과 간헐적 단식을 꾸준히 실천하고 있다. 운동 강도가 조금 약해지고 먹는 양이 늘면서 복근은 조금 희미해졌지만 그런대로 잘 유지하고 있다. 꾸준한 운동 덕분인지 10개를 하던 턱걸이도 19개로 늘었다. 한 번도 복근을 가진 몸짱이 되겠다고 생각한 적이 없었다. 그저 나온 배를 넣고 건강 상태를 개선해 보겠다는 생각으로 시작한 운동이 이제는 생활이 되었다.

다음 대회에서 지인이 도전을 원해서 멘토로서 노하우를 전수해 주었다. 4주 동안 프로그램과 더불어 간헐적 운동과 간헐적 단식을 열심히 실천한 결과 지인도 1등을 했다.

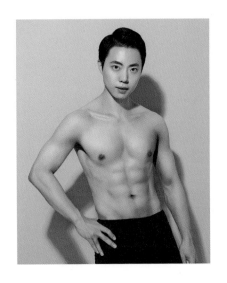

　건강에 관심이 높아지면서 건강상식, 건강식품, 다이어트 프로그램, 운동 관련 정보가 넘쳐나고 있다. 정보의 홍수 속에서 우리는 어떻게 필요한 정보를 선택해야 할까? 여러 가지 요소가 있지만 가장 간단한 방법은 정보를 제시하는 사람을 살펴보면 된다. 그들의 건강상태, 피부톤, 체형, 컨디션을 살펴보고 그들이 제시한 방법을 실제로 꾸준히 실천하면서 건강한 모습을 보여준다면 일단은 합격이다. 반대로 광고와 이론만 있고 광고 모델만을 내세운다면 신중하게 선택할 필요가 있다.

약이 되는 운동,
독이 되는 운동

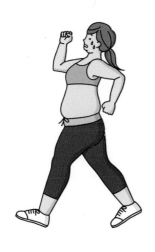

　대부분의 사람들은 운동이 무조건 좋다고 생각한다. 세상에 무조건 좋은 것은 없다. 모든 것에는 양면성이 있어서 제대로 알고 활용하면 긍정적인 결과를 얻지만 잘못 활용하면 독이 되는 경우가 많다. 그 예로 칼, 스마트폰, 마약, 자동차, 돈, 음식, 핵 등의 양면성을 생각해 보면 쉽게 이해할 수 있을 것이다.

　운동을 제대로 알고 활용하면 1차적으로 혈행 개선을 통해 영양과 산소가 세포에게 충분히 공급되면서 대사가 촉진된다. 또한, 산소 흡입량 증가, 근육 형성, 칼로리 소모, 스트레스 해소를 하는데 도움을 준다. 그리고 기술의 숙달을 통해 경기력 향상까지 기대할 수 있다. 2차적으로 체력이 향상되고, 건강해지고 몸매도 예뻐진다. 물론 소화도 잘 되고 긍정적인 생각까지 하게 된다. 이 밖에도 운동을 통해 얻을 수 있는 유익은 헤아릴 수 없을 정도로 많다. 반면 운동을 잘못하면 부상이나 기력을 급속도로 소진시켜서 기본적인 생활에 악영향을 끼칠 수 있다. 또한 자신의 체력을 고려하지 않은 과도한 운동은 호르몬 이상과 급노화를 초래하기도 한다. 따라서 운동이 약이 되려면 제대로 알고 해야 한다.

그렇다면 우리는 운동에 대해서 얼마나 알고 있을까? 스스로에게 몇 가지 질문을 해보자.

첫째, 당신이 운동을 하는 목적은 무엇인가?

수많은 운동의 목적 중 당신은 어떤 이유로 운동을 하는가? 그저 의사가 시켜서 또는 막연한 의무감으로 운동을 하고 있다면 지속하기 어렵다. 인간은 구체적 목적, 즉 결과에 대한 기대치가 명확할수록 높은 동기를 얻을 수 있다. 나 같은 경우는 힘들게 넣은 배를 다시 나오지 않도록 하고 적당한 근육을 만들기 위해서 운동을 한다. 아내는 기초 대사량을 높여서 현재의 몸을 유지하는 것이 목표다. 친한 지인의 목적은 대사를 촉진해서 체중을 늘리는 것이다.

운동을 시작하기 전 먼저 자신의 목적을 선정하고, 그 목적을 달성했을 때의 유익을 미리 그려 본다면 운동에 필요한 동기를 충분히 얻을 수 있다.

둘째, 어떤 운동을 할 것인가?

운동의 목적이 정해졌다면 이제는 수많은 운동 중 내게 필요한 운동을 선정해야 한다. 운동을 이해하기 쉽도록 세 가지로 나누면 먼저 요가, 필라테스, 스트레칭과 같이 관절과 근육을 이완 시키고 골격을 바르게 해서 '대사를 촉진하는 운동'이다. 체력이 부족한 사람, 마르거나 살이 많은 사람들이 처음 운동을 시작 할 때 도움이 된다.

다음은 '체력 향상에 도움이 되는 운동'으로 수영, 자전거, 등산, 조깅 등이 있다. 전체적으로 지구력을 요구하는 유산소 운동으로 체력 향상과 더불어 적당한 근육 발달에 도움이 된다. 마지막으로 '근력을 키우는 운동'이다. 헬스클럽에서 중량을 들어도 좋겠지만 필자 같이 홈트레이닝을 하는 경우는 스쿼트, 푸쉬업, 백푸쉬업, 윗몸일으키기, 턱걸이 등을 하면 원하는 근육을 만들 수 있다. 여기서 중요한 것은 운동 전에 책, 유튜브, 전문 트레이너의 도움을 받아서 정확한 방법을 숙지해야 한다. 그래야 부상 없이 효과적으로 운동을 할 수 있다.

목적에 따라 운동을 나누었지만 가능하면 세 종류의 운동을 필요에 따라 골고루 하는 것이 좋다. 나는 매일 아침,

저녁으로 스트레칭을 하고 간헐적 운동으로 '근력을 키우는 운동'을 하고 주 1~2회 자전거를 타거나 수영을 한다.

셋째, 하루에 얼마나 운동을 해야 할까?

살을 빼고 날씬한 몸매를 가진 사람들의 이야기를 들어보면 하루에 2~3시간씩 헬스클럽에서 운동을 했다거나 매일 2시간씩 조깅을 했다고 한다. 우리도 그들처럼 하면 건강하고 예쁜 몸매를 만들 수 있을까? 꾸준히 한다면 분명 가능하겠지만 보통 사람들에게는 쉬운 일이 아니다. 특히 필자처럼 여러 가지 이유로 헬스클럽에 가지 못하거나 바빠서 또는 체력과 컨디션의 문제로 하루에 1~2시간씩 운동하기 어려운 사람도 있을 것이다. 하지만 건강을 유지할 때 운동은 빠질 수 없는 부분이다. 그렇다면 어떻게 하면 좋을까?

앞에서 이야기했듯이 운동의 목적이 정해졌다면 먼저 개인의 라이프스타일을 고려해서 운동이 가능한 시간을 찾아야 한다. 그런데 사람들에게 운동을 하지 않는 이유를 물어보면 "시간이 없다"고 이야기하는 경우가 많다. 정말 우리에게 운동할 시간이 없을까? 스마트폰하고, 인터넷하고, SNS를 하는 시간을 잘 살펴보면 분명 활용 가능한 시간이 있다. 쉽게 찾기 어렵다면 자신의 하루를 시간 단위로 적어보면 숨어 있는 시간을 찾을 수 있다. 이때 중요한 포인트는 부담 없이 지속할 수 있을 만큼의 시간을 확보하는 것이다. 내 경우는 한 번에 1~2시간을 내기 어렵기 때문에 자투리 시간을 활용한 간헐적 운동을 한다. 일어나자마자 10분 스트레칭, 아침식사 전 10분, 점심식사 전 10분, 저녁식사 전 10분, 잠들기 전 10분 스트레칭을 하는데 아주 효과적이다.

가용한 시간을 찾았다면 다음은 목적에 부합하는 운동을 선택한다. 자신의 목적에 부합하는 운동들 중에서 가능하면 자신이 좋아하고 즐길 수 있는 운동을 찾아보자. 아내는 체력을 기르기 위해서 웰빙 댄스를 선택했다. 난 주로 간헐적 운동으로 푸쉬업, 스쿼트, 턱걸이를 하고 가끔 수영과 자전거 타기를 한다.

마지막으로 운동 강도다. 사람들은 강하게 운동하면 운동효과가 높을 거라고 생각하는데 이렇게 운동을 하면 자칫 부상으로 이어질 수 있다. 우리가 원하는 것은 근육질의 운동선수가 되는 것이 아니라 건강을 유지하고 나온 배를 넣고 적당한 근육을 만드는 것이다. 따라서 보디빌더와 같이 과도한 근육을 만들고 운동선수들처럼 최고의 기량을 위해서 자신을 극한까지 몰아붙일 필요는 없다. 그저 자신의 체력과 컨디션을 고려해서 상황에 따라 운동 강도를 적용하면 된다. 그렇다고 너무 약하게 하면 근육에 자극이 없어서 체력이나 근육 형성에 도움이 되지 않는다. 적어도 심박동 수가 증가하고 호흡이 가빠지고 땀이 조금 날 정도의 운동을 해야 기초대사량이 늘어나 체중 관리에 도움이 된다. 또한 근육을 3~5회 정도 뻐근할 만큼 자극해야 근육이 형성된다.

결론적으로 운동이 약이 되기 위해서는 가장 먼저 자신만의 운동 목적을 선정한다. 그리고 그 목적을 달성할 수 있는 시간을 확보한다. 다음은 목적과 시간을 고려해서 운동 종목을 선정하고 자신의 체력과 컨디션에 맞춰 진행하면 된다. 이때 자신이 선정한 운동에 대해서 책, 유튜브, 전문가의 조언을 통해서 정확하게 방법을 숙지하면 운동이 부작용 없는 약이 될 수 있다.

14

운동할 시간이 없다면
간헐적 운동

간헐적 운동은 짧은 시간의 운동으로 탁월한 효과를 얻을 수 있다는 사실이 알려지면서 방송에서도 몇 번 다뤄진 적이 있다. 필자처럼 시간이 부족한 사람들에게 아주 적합한 운동이다.

간헐적 운동의 원리는 짧은 시간에 운동과 휴식을 반복함으로써 운동효과를 극대화하는 것이다. 예를 들어 하루에 6분을 운동하는데 12가지의 운동을 20초 동안 하고 10초 쉬기를 12번 반복한다. 이렇게 하면 일반적인 운동을 했을 때보다 높은 칼로리와 지방 소모량을 보이고 식욕 억제 호르몬까지 분비 된다고 한다. 또한 체력강화 뿐만 아니라 심혈관 질환에도 도움이 된다고 한다. 이외에도 『간헐적 운동』(2013, 강현주)을 참고하면 간헐적 운동의 많은 장점과 이를 증명하는 실험 결과를 확인할 수 있다.

책 내용처럼 간헐적 운동을 적용할 수도 있지만 각자

의 상황을 고려해서 조금 다르게 적용해도 좋다. 보통 간헐적 운동을 하루에 한 번 하지만 필자는 하루에 아침, 점심, 저녁 세 번을 한다. 몸을 만들 때는 강도를 높이기 위해서 15분 동안 3세트를 하는데 1세트에 5가지 운동을 진행했다. 지금은 몸을 유지할 목적으로 10분 동안 3세트를 하는데 1세트에 2~3가지 운동을 진행한다. 하루에 한 번 하는 간헐적 운동을 세 번으로 늘린 것은 기초대사량을 증가시키기 위해서다. 『간헐적 운동』의 강현주 저자는 유산소운동과 근육운동을 결합시켜서 강도 높게 간헐적 운동을 하면 72시간까지 대사 비율을 유지할 수 있다고 하지만 시간이 지나면서 대사 비율이 조금씩 떨어질 수밖에 없다. 반면 하루에 세 번의 간헐적 운동을 하면 대사 비율이 떨어질 때마다 대사 비율을 끌어 올려 하루 종일 일정 수준 이상의 대사를 유지하면서 운동 효과를 극대화 할 수 있다. 그리고 운동 종류도 간편하게 맨몸으로 할 수 있는 운동으로 구성했지만 여러분이 운동을 구성할 때는 자신이 좋아하는 운동이나 도구를 활용한 운동을 선택해도 좋다.

15분간 3세트를 하려면 휴식까지 포함해서 1세트에 5분을 사용하게 된다. 따라서 한 가지 운동을 약 50초 동안 하고 10초간 휴식을 한 후 다음 운동을 진행한다. 이때 중요한 것이 호흡이다. 일반적으로 근육운동을 할 때 숨을 참는 경우가 많다. 무산소 운동은 순간적으로 강력한 힘을 내지만 지속적인 에너지 대사가 떨어져 지구력이 부족해진다. 반면 유산소 운동은 순간적인 힘은 약하지만 지속적인 에너지 소모를 가능하게 하기 때문에 대사 비율이 더 높다. 따라서 운동을 할 때는 숨을 멈추지 말고 호흡을 하면서 천천히 하는 것이 효과적이다. 처음에는 힘들지만 시간이 지나면 근력이 향상되면서 힘이 들지 않게 된다.

이때는 운동 횟수를 30회~50회로 늘려 준다. 이렇게 숫자를 계속 늘리다보면 시간을 초과하기 때문에 최대 50회까지만 늘리고 이후에는 모래주머니나 물이 든 PT병 등을 이용해서 운동 강도를 늘려주는 것이 효과적이다. 유산소 운동을 포함하지는 않지만 3세트를 마치고 나면 호흡이 엄청 빨라져 있어 마치 유산소 운동을 한 것 같은 느낌까지 들 것이다.

운동할 시간이 없다고 투덜대기보다는 건강 또는 예쁜 몸매를 위해서 간헐적 운동을 시작해 보는 것은 어떨까? 간헐적 운동에 관한 책을 몇 권 읽고 자신의 스타일에 맞는 프로그램을 선택해서 시작하면 된다. 또는 필자의 방법을 준용해서 15분 3세트 또는 10분 3세트 운동을 적용해도 좋다.

그럼에도 불구하고 더 간단하면서도 효과적인 운동을 원

한다면 스쿼트 30~50회 3~5세트를 권한다.

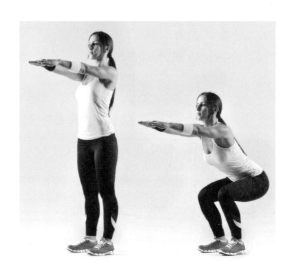

스쿼트는 하체 중심의 운동이지만 혈액순환, 에너지 대사, 하체 근육 강화에 이보다 좋은 운동이 없다. 3세트를 아무리 천천히 해도 10분이 넘지 않는 아주 가성비 높은 운동이다. 하체에는 중력의 영향으로 혈액의 약 70%가 모이는데 이 혈액을 심장으로 보내는 일을 주로 근육이 담당한다. 그런데 하체의 근육이 부족하면 하체의 피가 심장으로 원활하게 돌아가지 못하기 때문에 두근거림, 숨참, 냉증, 부종, 하지정맥 등 여러 가지 문제가 발생할 수 있다. 또한 근육량이 줄면 체내의 당 소비가 줄면서 혈당치가 올라가고 지방이 축적된다. 신체는 이런 문제를 해결하기 위해서 혈압을 높이지만 심장의 피로도 만큼 혈액순환이 원활하지는 않다. 이런 복합적인 문제들을 『죽기 전까지 걷고 싶다면 스쿼트를 하라』의 저자 고바야시 히로유키는 짧은 시간의 스쿼트만으로 해결할 수 있다고 이야기하고 있다. 체중이 많이 나가거나 무릎이 좋지 않은 분들은 책상이나 봉을 잡고 시작해 보는 것도 좋은 방법이 될 수 있다. 이것조차도 어렵다면 가장 심플하면서도 가성비 높은 '팔 벌려 뛰기' 20~50회를 아침, 점심, 저녁 해보자.

이때 팔을 하늘로 폈을 때 팔을 귀에 붙이면 운동효과를 극대화 할 수 있다.

간단한 운동이지만 유산소 운동, 혈액 순환, 어깨 근육강화, 기초체력 강화에 아주 효과적이다. 처음부터 쉽지는 않겠지만 하다보면 자신에게 맞는 운동과 운동 시간을 찾으면서 자신만의 운동 스타일을 만들어 갈 수 있을 것이다.

15

운동만으로는
건강해질 수 없다

50대 초의 마른 여성이 특별히 아픈 곳은 없는데 소화가 잘 안 되고 기력이 부족해지자 혹시 무슨 병이 있을까 해서 병원을 찾았다. 의사는 간단한 약과 운동을 권했다. 그녀는 병원에서 돌아오자마자 헬스클럽을 등록해서 열심히 다녔다. 처음에는 활력이 생기는 것 같았지만 저녁이 되면 너무 피곤하다고 했다. 심지어는 운동할 때는 상쾌한데 운동을 마치고 집에 오면 지쳐서 집안일조차 할 수 없을 때가 많다고 했다. 이상할 것이 없는 결과다. 마른 분들 중에는 의외로 영양이 결핍된 경우가 많다. 이런 상태에서 과도하게 운동을 하면 얼마되지 않는 영양소가 활동에너지로 소진되면서 운동이 끝난 후에는 에너지 고갈로 무기력해 질 수 있다. 즉 평소 부족한 연료로 겨우 운행하던 차량을 고속도로에 올려서 달리면 연료가 빨리 소진되어 멈추는 것과 같은 이치다.

40대 중반의 한 친구는 거의 10년을 넘게 철인3종 경기를 하고 있다. 그것도 1년에 2번 이상 대회에 참여하고 있다. 이렇게 운동을 하는데도 근육은 별로 없고 몸이 말라 있다. 또한 갑상선에 문제가 생겼다. 이 친구에게 항상 잘 챙겨먹고 운동을 줄이라고 권하지만 늘 자신이 듣고 싶은 것만 듣는다. 이 친구는 식사를 나름 잘 하지만 채우는 속도보다 소모하는 속도가 빠른 것이 문제다. 자동차 엔진을 돌릴 때 엔진을 부드럽게 작동시키는 윤활유가 부족하면 어떻게 될까? 연료가 부족하면 엔진은 정지하지만 윤활유가 부족하면 엔진이 돌면서 엔진 속에 있는 부속들을 손상시킨다. 에너지(영양)가 부족한 상태에서 과도하게 몸을 움직이고 호르몬을 분비하면 엔진이 손상 되듯이 몸도 손상을 입을 수밖에 없다. 이런 여러 가지 이유로 철인3종 경기를 하는 친구는 식사를 잘하고 열심히 운동을 하는데도 불구하고 근육량이 적고 여기저기 아픈 곳이 많다.

운동은 에너지 대사를 통해서 몸에 축적된 탄수화물과 지방을 소모하고 땀을 통해서 노폐물을 배출한다. 또 몸 안에 산소공급을 늘려 주고 세포까지 영양과 산소 공급을 촉진한다. 그래서 운동을 하지 않던 사람이 운동을 시작하면 건강 개선의 효과를 경험할 수 있지만 운동만으로는 분명한 한계가 있다. 이는 운동 자체가 에너지를 생산하거나 상

처 입은 세포를 치유하지는 못하기 때문이다. 따라서 대사
에 필요한 영양을 충분히 공급하면서 운동과 휴식의 균형
을 맞추는 센스가 필요하다.

다이어트의
시작

16

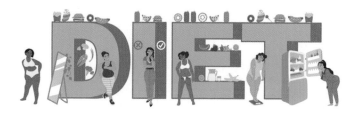

　사람들은 종종 다이어트를 꼭 해야 하냐고 묻는다. 답은 간단하다. 자신의 필요에 따라 선택하면 된다. 이때 선택의 기준이 되는 자신만의 목적이 중요하다. 다이어트의 목적을 살펴보면 크게 두 가지다. 첫째는 멋지게 보이기 위해서고, 둘째는 건강을 위해서다. 필자는 두 가지 목적에 모두 해당되어서 다이어트를 시작했다. 강의할 때 입던 슈트가 배가 나오면서 불편하고 보기 싫었다. 특히 누구보다 아내와 나 자신에게 멋있게 보이고 싶었다. 그리고 무거운 몸과 높은 피로도, 알레르기 비염과 녹내장 때문에 다이어트를 선택했다. 반면 친한 지인은 자신은 배가 나왔지만 불편하지도 않고 건강에도 문제가 없으니 다이어트가 필요 없다고 한다.

사람들이 생각하는 건강의 기준은 주로 병원 검사에서 병증이 확인되지 않은 경우를 이야기한다. 최첨단 장비로 병증이 측정되지 않았다고 건강을 장담할 수 있을까? 암은 3mm이상 되어야 컴퓨터 촬영에 나타나는데 암이 3mm일 때는 건강하지 못하고 2mm일 때는 건강하다고 이야기할 수 있을까? 이보다 흔한 사례는 지인처럼 몸이 불편해서 병원에서 이런 저런 검사를 했지만 특별한 이상이 확인되지 않는 경우다. 병증이 확인되지 않았지만 지인은 불편해서 잠을 이루지 못하는 날이 많다. 이런 지인을 건강하다고 할 수 있을까? 우리 몸의 세포들은 매일 손상을 받고 매일 스스로를 치유한다. 하지만 치유가 늦어지고 손상 정도가 커지면 병증으로 나타난다. 이 때 세포 손상 정도가 같다고 해서 병증이 일률적으로 나타나기보다는 순차적으로 나타난다. 즉 필자 같은 경우는 눈에서 포도막염이라는 염증으로 나타나고 어떤 사람은 위염 또는 장염으로 나타난다. 이처럼 각자의 체질과 상황에 따라 병증이 다르게 나타난다.

병원 같은 곳에서는 체질량지수BMI를 기준으로 다이어트를 권하는 경우가 많은데 근육량이나 골격이 큰 사람은 배가 없더라도 과체중으로 나오는 경우가 많다. 그래서 필자는 똑바로 서서 배에 힘을 주었는데도 배가 나온다면 다이어트를 추천한다. 뱃살은 잠재적 위협요소이자 대사 불균형의 적신호이기 때문이다. 여러 번 언급했지만 뱃살은 오장육부를 압박해서 정상적인 대사를 방해하고 장기에 스트레스를 준다. 지하철에서 꽉 낀 상태로 출퇴근할 때의 스트레스를 오장육부는 하루 종일 받는 것이다. 또한 잉여 된 체지방은 그 자체가 우리 몸에서 독소로 작용한다.

다이어트는 건강한 몸매, 체중 감량, 매끈한 피부, 활력 증진, 독소 배출을 한 번에 해결할 수 있는 가장 효과적인 방법이다. 하지만 단순하게 살만 빼는 다이어트는 주의해야 한다. 대부분의 사람들은 살만 빼면 된다는 생각에 음식을 과도하게 제한하면서 칼로리를 낮춘다. 이때 기본적인 대사에 필요한 영양소까지 부족해진다. 또한 호로몬을 조절하는 다이어트 약은 전체적인 호로몬 불균형을 초래할 수 있다. 이런 방법들은 주로 근육과 수분을 빼면서 체중을 줄여주지만 영양밸런스가 무너지면서 요요현상과 급노화를 경험하게 된다.

다이어트 프로그램을 진행해보면 사람에 따라서 체중이 감량되는 속도와 양이 다르다. 또한 다이어트 후 유지를 잘하는 사람이 있는가 하면 요요현상으로 이전보다 더 살이 찌는 사람도 있다. 평소 건강하고, 독소가 적고, 몸이 따뜻하고, 혈액 순환이 잘 되는 사람들은 다이어트 결과가 좋다. 반면 그렇지 못한 사람들은 살이 늦게 빠지거나 적게 빠진다. 지방흡입술처럼 체지방을 덜어내지 않는 이상 체지방은 신체의 적극적인 대사를 통해서만 소모된다. 따라서 제한된 식사를 통해서 체지방이 축적되지 않도록 하는 것도 중요하지만 축적된 체지방을 에너지로 사용하는 대사가 더 중요하다. 따라서 탄수화물은 제한하되 신체 대사에 필요한 영양소를 충분히 보충해 주어야 한다. 여기에 적절한 운동으로 기초 대사량을 높여주면 몸 곳곳에 쌓여던 체지방을 적극적으로 소비할 수 있다.

결론적으로 건강한 다이어트를 위해서는 음식을 제한하고 운동을 해 주는 것도 중요하지만 대사가 잘 되도록 몸을 따뜻하게 해주고 대사에 필요한 영양소를 충분히 공급해 주어야 긍정적인 결과를 얻을 수 있다.

살이 빠져야 건강해질까? 건강해야 살이 빠질까?

이 질문에 답을 할 수 있다면 건강한 다이어트를 시작할 수 있다.

몸무게가 아니라
사이즈에 집중하라

　다이어트를 단순하게 살만 빼는 것으로 생각해서 다이어트 식품을 먹으면서 음식을 무리하게 제한하는 경우가 있다. 여기에 수분과 소금을 제한하고 운동을 한다. 음식이 적게 들어가니 분명 체중계의 바늘은 떨어진다. 그런데 근육과 수분이 빠지면서 늘어진 피부와 푸석푸석한 얼굴, 어딘가 아파 보이는 모습은 우리가 원한 다이어트의 결과가 아니다. 우리는 건강하고 탱탱하고 늘씬한 모습을 원하지 모 연애인처럼 쪼글쪼글한 얼굴에 그저 마르기만 한 몸을 원하지는 않는다. 건강한 다이어트를 위해서는 몸무게보다는 사이즈에 집중해야 한다. 이를 위해서는 수분과 근육을 줄이기보다는 지방을 낮추고 근육량을 올리는 체성분의 전환이 필요하다.

　다이어트를 할 때 단순하게 지방만을 빼면 기력이 부족해지거나 요요가 오기 쉽다. 반면 지방의 비율을 낮추고 근육의 비율을 높혀서 체성분을 전환하면 몸무게는 적게 줄어들지만 슬림하고 탄력있고 기초대사량이 높은 건강한 몸을 만들 수 있다. 지방은 같은 무게의 근육보다 부피는 3배나 크면서 초과된 에너지를 축적한다. 반면 근육은 같은 무게의 지방보다 부피는 1/3이지만 칼로리를 지속적으로 소모한다. 그래서 같은 키에 80kg의 같은 몸무게를 가지고 있더라도 근육과 체지방의 비율에 따라 몸매는 크게 차이가 난다.

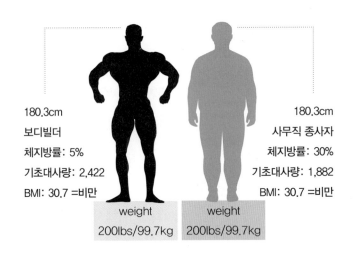

180.3cm
보디빌더
체지방률: 5%
기초대사량: 2,422
BMI: 30.7 =비만

180.3cm
사무직 종사자
체지방률: 30%
기초대사량: 1,882
BMI: 30.7 =비만

weight
200lbs/99.7kg

weight
200lbs/99.7kg

지인이 필자의 방식으로 다이어트를 했는데 약 3kg가 빠졌다. 생각보다 많이 빠지지 않아 조금 실망하는 것 같았다. 지인에게 헐렁한 옷을 벗고 예전에 작아서 입지 못했던 옷을 입어 보라고 했다. 당연히 옷이 쉽게 들어갔다. 체지방이 빠지고 근육이 늘면서 몸무게는 크게 줄지 않았지만 체성분의 변화로 이전보다 슬림한 몸매가 된 것이다.

체지방을 감소하기 위해서는 탄수화물을 제한하고 체지방을 에너지로 전환할 때 필요한 비타민과 미네랄을 충분히 공급하면 된다. 여기에 운동을 더하면 체지방을 적극적으로 소모할 수 있다. 탄수화물을 제한하면 몸은 필요한 영양소와 에너지를 공급하기 위해서 먼저 간에 축적된 것을 사용하고 시간이 지나면서 체지방을 에너지로 사용한다. 여기서 주의할 점은 과도하게 음식을 제한하면 기본적인 대사에 필요한 영양까지 부족해진다. 이런 상태에서 운동을 하면 운동에너지로 모든 영양소가 소진되면서 영양 결핍이 가속화될 뿐만 아니라 근육이 감소한다. 영양의 결핍은 신체 대사율을 떨어뜨리고 근육 감소는 기초대사량을 떨어뜨리기 때문에 주의가 필요하다.

근육이 1kg 증가하면 기초 대사량은 50kcal가 상승한다. 이런 근육을 만들기 위해서는 근육이 자극될 만큼의 운동이 필요하다. 근육의 뻐근함은 근육에 상처를 내고 그 상처를 단백질(아미노산)이 메우면서 근육이 형성된다. 이때 단백질(아미노산)이 부족하면 제대로 근육이 형성되지 않을 뿐만 아니라 근육이 감소할 수 있기 때문에 양질의 단백질(아미노산) 보충이 중요하다. 또한 체지방을 연소하고 근육을 만들 때 필요한 비타민과 미네랄도 잊어서는 안된다. 여기서 양질의 단백질이란 '가수분해된 유청단백질'을 추천하고 비타민과 미네랄은 합성보다 천연에 가까운 것을 권한다.

건강한 다이어트를 원한다면 체중계를 버리고 줄자를 준비하자. 그리고 수분과 근육을 줄이기보다는 체지방을 낮추고 근육을 키우자. 이렇게 체성분을 전환하면 요요 없이 건강과 함께 날씬한 몸매를 만들 수 있다.

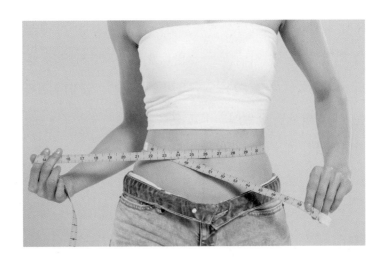

운동은
음식을 이길 수 없다

세상에는 맛있는 음식이 넘쳐난다. 참으려고 해도 TV를 틀면 나오는 먹방은 우리의 미각을 끊임없이 자극한다. 수많은 음식의 유혹 속에서 우리는 즐겁게 먹으면 '0' 칼로리라고 외치지만 마음은 편치 않다. 그럴 때마다 열심히 먹고 열심히 운동하면 된다고 스스로를 위안한다. 하지만 열심히 먹을 뿐 열심히 운동하는 경우는 드물다. 물론 열심히 운동을 해도 우리가 먹은 칼로리를 모두 소모하기는 어렵다. 밥 한 끼를 열심히 먹으면 약 1000kcal다. 반면 식사 후 3시간을 걸으면 699kcal가 소모되고 자전거를 3시간 타면 1470kcal가 소모된다. 하루에 세 번의 식사를 하지만 하루 세 번을 이렇게 운동하기는 쉽지 않다. 물론 운동선수처럼 많은 시간을 운동에 투자하면 먹은 만큼의 칼로리를 소모할 수 있지만 보통 사람들에게는 쉬운 일이 아니다. 즉 일반인이 음식으로 보충한 칼로리를 운동으로 모두 소모한다는 것은 거의 불가능에 가깝다.

구분	kcal	구분	70kg 성인 50분간 운동시
쌀밥 한공기 (200g)	300	걷기	233
라면	500	계단	429
짜장면	670	등산	490
김밥	475	수영	551
삶은 계란	100	자전거	490
생크림 케익 1조각	244	줄넘기	613
치즈버거	558	요가	153

단위: kcal

그렇다고 운동을 소홀하게 생각해서는 안 된다. 운동은 혈액순환과 노폐물 배출을 촉진하고 근육을 통해 칼로리를 소모할 뿐만 아니라 심리적 안정에 많은 도움을 준다. 문제는 운동량은 줄어들고 칼로리가 높은 음식들이 늘어나고 있다는 점이다.

「국민건강영양조사」(2017)에 따르면 한국인의 비만율은 2006년 31.7%에서 2017년 34.1%로 지난 10년간 큰 변화 없이 30% 수준을 유지하고 있다. 성별로는 2017년 남자는 41.6%이고 여자는 25.6%로 남자가 여자보다 높다. 그리고 비만인 학생은 2017년 23.9%에서 지난해 25.0%로 높아졌다. 과체중은 10.3%에서 10.6%로 증가했다.

데이터를 쉽게 이야기하면 성인 남성 2명 중 약 1명이 비만이고 성인 여성 4명 중 1명이 비만이라는 것이다. 문제는 학생들의 비만율이 빠르게 증가하고 있다는 사실이다.

그럼에도 불구하고 여전히 열심히 먹고 운동을 하면 된다는 생각을 하고 있지는 않은가? 열심히 먹고 운동하면 건강한 PIG가 될 뿐이다. 물론 홍콩의 영화배우 홍금보처럼 건강한 PIG가 나쁜 것은 아니다. 하지만 우리 주위를 돌아보면 건강한 PIG보다 아픈 PIG가 더 많은 것이 현실이다.

맛난 것을 평생 먹기 위한
간헐적 단식

살이 찌는 원리는 아주 간단하다. 섭취한 칼로리가 1,000kcal 고 사용한 칼로리가 700kcal면 남은 300kcal는 몸에 축적된다. 이런 것들이 하루 이틀 쌓일 때는 보이지 않지만 어느 순간 뚜렷한 실체를 드러낼 때면 여러 가지 건강의 불편함을 동반한다.

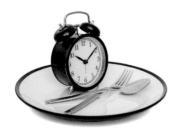

그렇다면 반대로 살을 빼는 원리는 무엇일까? 칼로리 축적을 막고 축적된 칼로리를 소비하면 된다. 이를 위해서 제안하는 첫 번째 방법은 소식이다. 장수마을이나 장수한 분들을 소개하는 프로그램을 보면 공통적으로 소식을 강조하고 있다. 소식은 칼로리 축적을 예방하고 소화, 흡수, 해독, 배설에 사용되는 에너지를 줄일 수 있다. 그리고 이 과정에서 나오는 노폐물도 줄일 수 있기 때문에 건강에 도움이 된다.

　두 번째 방법은 간헐적 단식이다. 굶으면 살이 빠진다. 칼로리를 추가로 공급하지 않으니 축적될 칼로리가 없고 보충 되는 칼로리가 없으니 몸에 쌓인 체지방을 에너지원으로 사용함으로써 살이 빠진다. 하지만 무작정 굶으면 영양 불균형이 온다. 생명의 위협을 느낀 세포는 다시 음식이 들어오면 결핍된 부분을 만회하기 위해서 과도하게 영양을 흡수하고 만약의 사태를 대비해서 영양을 축적만 하고 사용하지 않으려고 한다. 이를 우리는 요요현상이라고 한다.

　이를 예방하기 위해서 『먹고 단식하고 먹어라』의 저자 브래드 필론은 간헐적 단식을 제안하고 있다. 그는 주 1~2회 24시간의 단식만으로 충분한 다이어트 효과를 얻을 수 있다고 한다. 일반적으로 우리는 하루 평균 3,000kcal, 1주일에 21,000kcal를 섭취한다. 일주일에 2번의 간헐적 단식을 하면 음식으로 공급 받던 6,000kcal를 줄일 수 있다. 여기에 1일 평균 기초대사량으로 1,500kcal를 소모하니 간헐적 단식을 하는 이틀 동안 체지방에서 기초대사를 위해 3,000kcal를 가져다가 소모한다. 보통 때는 1주일에 21,000kcal를 섭취하지만 일주일에 이틀의 간헐적 단식을 하면 12,000kcal만 섭취하는 것과 같다. 9,000kcal

를 줄일 수 있다는 것은 실로 엄청난 일이다. 운동으로 예를 들면 걷기를 약 40시간을 해야 소모할 수 있는 칼로리다.

　간헐적 단식의 장점으로 첫째는 간편성이다. 평소 식사를 할 때 칼로리 계산을 하거나 특정 음식 섭취를 강요하거나 제한하지 않는다. 아주 마음에 드는 부분이다. 간헐적 단식을 하지 않는 평소에는 먹고 싶은 것을 편하게 먹으면 된다. 둘째는 유연성이다. 저자 브래드필론는 저녁을 먹고 다음 날 아침-점심을 금식하고 그날 저녁을 먹는 24시간의 간헐적 단식이 가장 효과적이라고 했다. 그리고 개인의 여건에 맞춰 16~30시간 중에서 탄력적으로 적용하면 된다고 했다. 필자가 16시간, 24시간, 36시간, 42시간 단식을 모두 해본 결과 저녁 회식에서 과식을 했다면 다음날 아침을 단식하고 점심을 먹는 16시간 단식이 좋다. 24시간 단식은 공복에 대한 부담이 적고 적당한 결과를 얻을 수 있다. 그래서 처음 간헐적 단식을 하는 분들께 추천할 만하다. 필자는 개인적으로 아침-점심-저녁을 금식하고 다음날 아침을 먹는 36시간 단식을 주로 한다. 1주일 동안 열심히 먹다보면 체중계가 조금씩 올라간다. 이럴 때 간헐적 단식은 체중을 가장 안전하고 신속하게 제자리로 돌려놓는다.

가끔 점심을 먹고 저녁-아침-점심-저녁을 먹지 않는 42시간의 간헐적 단식을 활용하기도 한다. 체지방이 왕성하게 소비되는 밤을 두 번이나 확보할 수 있기 때문에 갑자기 증가한 체지방을 연소하는데 매우 효과적이다. 자신의 간헐적 단식의 목적과 인내력을 고려해서 자신에게 맞는 간헐적 단식 시간을 찾아보는 것은 어떨까?

세 번째는 자가소화작용의 활성화다. 간헐적 단식으로 우리 몸에 에너지가 보충되지 않으면 신체는 에너지 대사를 최적화하기 위해서 불필요한 세포, 세포막, 단백질 찌꺼기 등을 청소한다. 컴퓨터 속도가 떨어질 때 하드디스크를 정리하면 불필요한 파일들이 삭제되면서 컴퓨터가 원활하게 돌아가는 것도 비슷한 이치다. 1주일에 한 번 내 몸을 최적화 하는 시간을 가져보는 것은 어떨까?

네 번째는 염증이 감소한다. 비만인 사람의 지방조직이 염증을 일으켜 대사증후군을 유발한다는 사실은 이미 상식과도 같은 이야기가 되었다. 결국 간헐적 단식으로 인한 체지방의 감소는 염증의 원인을 직접적으로 제거 할 수 있다.

간헐적 단식을 할 때 물만 잘 챙겨 먹어도 좋겠지만 비타민과 미네랄 그리고 밀크시슬, 강황과 같이 간에 도움이 되는 천연 성분의 보조식품을 활용하면 효과를 높일 수 있다. 앞에서 언급했듯이 체지방을 에너지로 전환해서 사용하기 위해서는 촉매가 되는 비타민과 미네랄의 비율이 중요하다. 또한 부족한 영양밸런스를 조절하고 체지방이 연소되면서 나오는 여러 가지 독소를 원활하게 해독하기 위해서는 비타민과 미네랄 그리고 간에 도움이 되는 영양소를 충분히 보충해 주는 것이 간헐적 단식의 효과를 극대화할 수 있다. 단, 당이 들어간 음료와 음식은 특히 주의가 필요하다. 음식을 에너지로 사용할 때와 체지방을 에너지로 사용할 때 대사 과정이 다르다. 즉 음식이 들어오면 소화, 흡수, 축적에 관련된 호르몬이 나오고 금식을 하면 기존에 축적된 체지방을 녹여서 에너지로 전환하는 호르몬이 나온다. 그런데 당이 들어간 음료나 음식을 섭취하면 몸은 다시 음식이 들어온다고 착각해서 체지방을 태우는 시스템을 중단하고 외부 음식을 소화 및 흡수하는 시스템으로 전환한다.

세상에는 맛있는 음식이 정말 많다. 이런 맛난 음식을 좋은 사람들과 평생 나누고 즐기기 위해서 일주일에 1~2회 간헐적 단식을 실천해 보는 것은 어떨까?

다이어트 이후
유지하는 방법

　사람들이 많이 하는 질문 중 하나가 다이어트가 끝난 이후에 몸무게를 어떻게 유지하냐는 것이다. 사실 다이어트의 유지는 시작할 때 결정이 된다고 할 수 있다. 다이어트 프로그램을 단순하게 살만 빼는 목적으로 사용하는 경우가 있다. 이럴 경우 음식을 제한하고 호로몬 조절을 하면 몸의 균형이 무너진다. 음식을 제한하니 당연히 살은 빠지지만 몸의 균형이 무너지면서 대사율이 떨어진다. 당연히 다이어트가 끝나면 몸이 대사를 정상화 하려는 노력으로 금방 요요가 온다. 따라서 다이어트 프로그램을 선택할 때는 칼로리는 제한하되 필수 영양소를 충분히 공급해서 대사율을 높이는 것이 중요하다. 또한 긍정적인 습관, 즉 전반적인 섭생을 바꿔 주어야 한다.

　다이어트 후 날씬한 몸매를 유지하기 위해서는 첫째, 좋은 습관을 유지한다. 다이어트 기간에는 간식이나 야식을 하지 않았다. 그리고 주기적으로 수분을 보충하고 영양소를 챙겨 먹으면서 운동을 했다. 이런 좋은 습관은 다이어트 기간만 필요한 것이 아니라 평소 건강을 관리하는데도 꼭 필요한 습관이다.

둘째, 저녁을 간단하게 먹는다.

아침은 황제처럼, 저녁은 거지같이 먹으라는 이야기가 있다. 하지만 대부분의 사람들은 아침을 거지같이 먹고 저녁을 황제처럼 먹는다. 아침은 식사 후 활동을 하기 때문에 칼로리를 소비할 수 있지만 저녁은 식사 후 취침을 하기 때문에 잉여된 칼로리가 체지방으로 전환될 가능성이 높다. 따라서 저녁을 일찍 먹거나 가볍게 먹는 것이 좋다. 또한 칼로리가 낮고 영양밀도가 높은 쉐이크식도 몸매와 건강을 유지하는데 도움이 된다. 만약 회식으로 저녁에 과식을 했다면 다음날 아침을 가볍게 먹어주면 어젯밤 잉여된 칼로리를 소비함으로써 체지방 축적을 예방할 수 있다.

셋째, 만보 걷기를 한다.

꼭 만보 걷기가 아니라도 괜찮다. 기초대사량을 높일 수 있는 매일 일정량의 운동이 필요하다. 많은 운동 중 가장 쉽게 기초대사량을 늘릴 수 있는 운동이 만보 걷기이기 때문에 많이 추천하지만 자신이 좋아하는 운동을 꾸준히 하면 도움이 된다. 필자는 특별한 일이 없으면 아침, 저녁으로 아내와 5000보씩을 걷는데 건강에도 도움이 되고 관계를 개선하는데도 좋다.

넷째, 간헐적 단식을 한다.

평소 소식을 하면 문제가 없지만 먹는 것을 좋아하면 체중이 늘어날 수밖에 없다. 그래서 필자도 일주일에 하루씩 간헐적 단식을 한다. 체중계가 약간 올라가다가 간헐적 단식을 하루 동안 하고나면 체중계 바늘이 제자리로 돌아온다. 처음 간헐적 단식을 하는 사람에게는 어려운 일이겠지만 몇 년을 해보니 이보다 쉬운 체중 유지법이 없다.

이 네 가지를 모두 실천하면 좋겠지만 어렵다면 자신에게 맞는 한두 가지라도 실천해보면 체중을 유지하는데 도움이 된다. 필자는 저녁에 소식하는 것을 제외하고 세 가지를 꾸준히 실천한 결과 수년 동안 체중을 안정적으로 유지하고 있다.

유병장수의 시대, 무병장수를 위한

건강 인문학

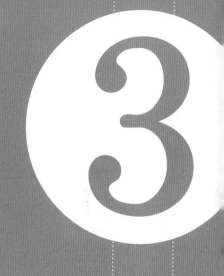

3

몸과 소통하기

우리 몸은
소통하고 싶어 한다

살아가다보면 우리는 정치, 경제, 인간관계 등에서 다양한 문제와 직면한다. 그 문제들의 원인은 다양하지만 공통적인 이유가 있다. 바로 소통이다. 소통의 부재는 가족, 회사 동료, 정치, 국가 간의 문제를 일으킨다. 건강문제 또한 소통의 부재인 경우가 대부분이다.

우리 몸은 60조 개의 세포가 독립적으로 작동하는 것이 아니라 세포간의 소통을 통해서 유기적으로 작동한다. 그런데 이런 세포들이 서로 소통하지 않으면 어떻게 될까? 간세포의 50%는 서로 소통하며 해독하고 필요한 효소를 만드는 반면 나머지 세포 반은 혼자서 놀거나 쉰다면 간이 제대로 작동할 수 있을까? 서재걸 박사는 실제로 세포 표면에 있는 털(당사슬)이 줄어들어 세포간의 소통이 감소하면서 면역력 저하, 대사 불균형과 같은 다양한 문제가 발생하고 있다고 했다.

하지만 이런 문제에도 불구하고 우리는 나름 잘 살아가고 있다.

우리 몸이 가진 항상성 덕분이다. 이 항상성이라는 것은 자동정상화장치自動正常化裝置라고도 하며 외부환경과 생물체내의 변화에 대응하여 생물체내의 환경을 일정하게 유지하려는 현상으로 자율신경계와 내분비계(호르몬)의 상호협조로 이루어진다. 부족한 부분을 서로 채우면서 상호 보완하는 것이다. 예를 들어 입에서 탄수화물을 분해하는 침(아밀라제)이 충분히 나오지 않으면 췌장에서 추가적으로 아밀라제를 생산한다. 밥을 한두 끼 먹지 않아도 우리 몸은 간에 축적된 영양을 일률적으로 공급함으로써 정상적인 대사가 가능하도록 스스로 조절한다. 어깨가 틀어지거나 근육이 경직되어 몸이 기울면 골반이나 반대쪽 근육을 조정해서 몸의 균형을 잡는다. 면역력이 떨어지면 1차 방어선인 코와 입을 민감하게 만들어서 재채기와 콧물로써 외부적 이물질의 유입을 막는다. 이런 항상성 덕분에 몸을 정상적으로 유지할 수는 있다.

하지만 이런 항상성이 정상적인 범주를 초과하면 염증, 통증, 결림, 불편함 등 다양한 신호를 동반한다. 이는 건강에 아주 중요한 신호들로써 몸이 더 이상 항상성을 유지하는데 제한이 있으니 빨리 조치를 취해 달라는 몸의 절규다.

우리는 이런 몸의 절규에 관심을 가지고 있을까?

대부분은 염증, 통증, 결림과 같은 신호를 그저 불편하고 짜증스럽게 받아들인다. 그 이유에 대해서는 잠시도 생각하지 않고 약으로써 우리 몸의 경고 시스템을 꺼 버린다. 약을 먹기 전에 적어도 한 번쯤은 몸이 보내는 신호의 의미를 생각해 보는 것은 어떨까?

나병으로 불리는 한센병은 말초신경부위의 감각이 없다. 그래서 감염이나 손상을 입어도 특별한 통증이나 불편함이 없으니 조심을 하거나 적극적으로 치료하지 않는다. 결국 2차 감염이 되거나 살이 썩게 된다. 염증, 통증, 결림과 같은 신호 자체를 불편하게 여기는 사람도 있지만 누군가는 이런 불편함이 없어서 손과 발을 잃고 있는 것이다.

이 세상에는 의미 없는 것이 없다고 한다. 다만 우리 인간이 그 의미를 모를 뿐….

몸이 전하는 이런 저런 신호의 의미에 관심을 가지고 몸과 소통한다면 건강에 필요한 요소를 찾을 수 있다.

얼굴은 살아온 삶뿐만 아니라 건강도 보여준다

오랜만에 만난 친구의 얼굴이 핼쑥하다. "너 요즘 힘든 일 있니?"라고 물어 보면 깜짝 놀라며 어떻게 알았는지 묻는다.

상식적으로 몸이 건강하면 얼굴이 깨끗하고 밝고 잡티가 없다. 반면 건강 상태가 좋지 않으면 얼굴이 거칠고 핼쑥하다. 주변에 잠을 제대로 못 잔 사람, 전날 회식으로 늦은 밤까지 달린 사람, 밤늦게까지 야근한 사람, 아픈 사람, 기력이 떨어진 사람들의 얼굴을 보라. 대부분 얼굴이 푸석하거나 핼쑥하다. 이런 사람들이 잘 먹고 휴식을 취하면 다시 혈색이 정상으로 돌아오는 모습을 볼 수 있다.

얼굴을 보고 건강을 파악하는 것은 한의학의 진단법 중 망진법의 한 방법으로 안진법이라고 한다. 이 안진법을 활용하면 얼굴의 좌우대칭여부, 혈색, 물집, 붓기, 주름 등을 보고 건강을 파악할 수 있다. 『얼굴을 보면 숨은 병이 보인다』의 저자 미우라 나오키는 이마는 소장, 눈썹은 치아, 눈은 간, 눈 밑은 신장, 코끝은 심장, 입은 소화기, 입 주변은 생식기, 빰은 폐, 귀는 신장과 호르몬의 정보를 알려 준다고 한다. 책마다, 의사마다 세부적인 내용이 조금씩 다르지만 전체적인 맥락은 얼굴이 깨끗하고 보기 좋으면 건강하고, 지저분하고 매끈하지 못하면 문제가 있다는 것이다.

건강 상태가 얼굴에만 나타나는 것은 아니다. 프랙털 이론의 자기유사성은 '부분은 전체를 나타내고 전체는 부분으로 나타난다'고 했다. 따라서 어떤 부위에 문제가 생기면 신체의 말단인 손, 발, 귀에서 해당되는 부분에 여러 가지 변화가 일어난다. 그 변화로써 몸 상태에 대한 정보를 얻을 수 있고 심지어는 치료까지 할 수 있다고 한다. 귀를 살피고 관리하는 이혈요법, 손을 살피고 관리하는 수지침요법, 발을 관리하는 발마사지는 우리 주변에서 쉽게 접할 수 있고 많이 활용하는 방법들이다. 의학적 측면에서 보면 반론의 여지가 있지만 이미 오랜 시간동안 많은 사람들의 건강에 도움을 주었다.

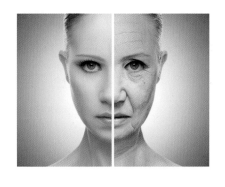

매일 자신의 얼굴을 보면서 건강 상태를 살펴보자. 얼굴이 거칠거나 핼쑥하면 영양상태가 좋지 않거나 피로가 누적된 경우가 많다. 이럴 때는 충분한 영양을 공급하고 쉬어주면 도움이 된다. 갑자기 얼굴에 뾰루지가 생기거나 잡티가 올라오면 과식을 했거나 인스턴트를 자주 먹거나 과도한 스트레스에 노출되어 장 기능이 떨어졌을 경우가 많다. 이럴 때는 한동안 인스턴트를 끊고 간헐적 단식을 하며 마음을 편안하게 가지면 이를 개선하는데 도움이 된다. 얼굴이 부었을 때는 순환이 안되는 경우가 많다. 이런 경우 해당 부위를 직접적으로 마사지 하거나 온몸의 축소판인 발마사지를 하면 도움이 된다. 눈이 풀리고 졸음이 오는 표정이면 혈액순환이 좋지 않거나 피로하거나 기력이 부족한 경우가 많다. 이럴 때는 심호흡을 해 주거나 손과 귀를 마사지 해 주면 도움이 된다. 또한 잠깐이라고 누워서 정신줄을 놓고 휴식을 취하면 근육이 이완되고 부교감신경이 활성화 되면서 에너지 대사가 개선된다.

몸은 다양한 방법으로 당신의 건강 상태를 알려 준다. 그 중 얼굴은 가장 쉽게 현재의 상태와 과거의 흔적을 보여주는 훌륭한 지표다. 링컨은 '마흔이 되면 자신의 얼굴에 책임을 져야 한다'고 했다. 거울을 보면서 자신이 걸어온 삶뿐만 아니라 자신의 건강에 대해 살펴보는 기회를 가져 보면 어떨까?

눈이 알려주는
혈액 상태

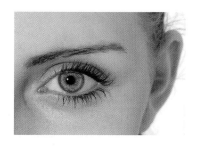

하루를 열심히 보내고 저녁이 되면 눈부터 피곤해진다. '눈을 너무 많이 사용해서 그런가'라고 생각 할 수도 있다. 단순하게 눈을 많이 사용했다고 해서 눈이 충혈되고 피곤한 것일까?

건강한 사람의 눈은 생기 있고 반짝반짝 빛나지만 반대로 건강이 좋지 않거나 병에 걸린 사람의 눈은 힘이 없거나 탁하다. 의욕이 넘치면 눈에 힘이 들어가지만 졸리거나 딴 생각을 하거나 정신 상태에 문제가 있으면 눈이 흐리멍덩해진다. 또한 안절부절 못할 때는 눈을 이리저리 두리번거리거나 시선이 불안정하다. 눈은 마음의 창으로 마음의 상태뿐만 아니라 다양한 신체적 정보도 나타낸다.

한의학에서 눈은 오장육부의 정기가 모이는 곳으로

본다. 그래서 건강 상태에 이상이 생기면 가장 먼저 눈이 경고를 한다. 한의학에서 오륜설이라는 개념으로 보면 눈동자(동공)를 신장, 각막은 간, 결막은 폐, 상안검(눈꺼풀)은 위, 하안검(눈밑 주름)은 비장, 눈머리와 눈꼬리는 심장과 관련이 있다고 여겼다. 『눈 질환 식생활 개선으로 낫는다』의 저자 야마구치 고조는 몸의 병이 눈에 나타나는 사례로 안구결막(흰자위 부분)이 노랗게 되면 황달로, 간 기능이 현저하게 저하되고 있다는 것이며, 안검결막(아래위 눈꺼풀 뒤쪽을 덥고 있는 점막)이 파랗게 되면 빈혈로 본다. 또한 나이가 젊은데 각막 주위가 혼탁하다면 선천성 HLD(양성 콜레스테롤) 저하증을, 눈꺼풀에 황색종(노란 알갱이 모양의 지방종양)이 생겼다면 고콜레스테롤혈증을, 눈그늘(다크서클)은 알레르기로 의심할 수 있다고 했다.

한의학뿐만 아니라 1861년 헝가리의 의사 페첼리Von Peczely도 질병과 홍채의 관계를 연구하면서 홍채학이라는 학문이 시작되었다. 홍채는 다양한 신경과 모세혈관 및 근섬유 조직을 가지고 있고, 뇌와 신경계를 통하여 모든 장기와 조직에 연결되어 있어 건강에 대한 직접적인 진단지표로 활용되고 있다. 하지만 현대의학에서는 눈과 온몸의 관계에 그다지 의미를 두지 않는 듯하다.

눈은 신체 기관 중에서 가장 많은 정보를 처리하는 기관이다. 또한 아주 정밀하다. 이런 눈이 제대로 작동하기 위해서는 양질의 혈액, 즉 영양소와 산소가 충분한 혈액이 원활하게 공급되어야 한다. 하지만 우리의 삶을 돌아보면 불규칙하고 부실한 식사로 눈에 필요한 양질의 혈액을 생산하기가 쉽지 않다. 여기에 과도한 스트레스를 받으면 교감신경이 흥분하면서 혈류가 나빠진다. 혈류가 좋지 않으니 눈을 작동하는데 필요한 영양소를 제대로 공급받지 못한다. 다행히 오묘한 신체는 항상성을 유지하기 위해서 혈압을 상승시켜 필요한 영양소를 공급하고자 노력한다. 어떻게든 눈에 필요한 영양소를 공급하지만 상승된 혈압으로 인해서 눈이 빨갛게 충혈된다.

여기서 생각해 보아야할 부분이 있다. 눈이 피곤하고 침침하다고 해서 단지 눈의 영양상태와 혈액 상태만 좋지 않은 것일까? 간이나 장 같은 다른 장기의 영양상태와 혈액 상태는 문제가 없는 것일까? 같은 혈액과 신체를 공유한다는 점에서 볼 때 눈에만 국한 된 현상이라고 말하기는 어렵다. 특히 한의학이나 홍채학에서 눈이 건강의 지표라는 관점에서 볼 때 눈이 피곤하고 충혈된다는 것은 몸 전체의 영양과 혈액상태가 좋지 않다고 볼 수 있다. 그래서인지 침침하던 눈이 영양가 높은 음식을 먹고 나면 눈이 확뜨이는 경험을 하기도 한다. 또한 고된 등산을 한 후 힘이 빠지고 눈이 풀렸을 때 전해질이 풍부한 물을 마시면 혈액 순환이 원활해지면서 눈에 생기가 도는 경우를 쉽게 볼 수 있다.

『눈 질환 식생활 개선으로 낫는다』의 저자 야마구치 고조는 눈 질환을 예방하고 개선하기 위해서는 수분관리, 운동, 지압 및 마사지로 혈액 순환을 강조했다. 그리고 소식과 균형된 식사, 보조식품으로 영양에 신경쓰고 스트레스와 활성산소를 주의하라고 했다. 저자의 이야기를 종합하면 혈액 순환과 영양에 신경을 쓰고 유해 요소를 경계하라는 것이다. 이는 눈에만 국한된 이야기라고 말할 수 없다. 눈이 예민한 기관이라서 먼저 증상이 드러날 뿐이지 다른 기관도 보이지 않게 문제가 진행되고 있을 가능성이 높다.

결론적으로 눈은 우리 몸에 대한 다양한 정보를 알려준다. 복잡한 것들은 의사들에게 맡기더라도 적어도 갑자기 눈이 건조하고 충혈되고 피곤하다면 내 몸의 영양상태 또는 혈액 순환 상태 정도를 살펴보는 것은 어떨까? 필자는 20년 동안 인공눈물과 스테로이드 안약을 사용한 내 눈과 소통하면서 눈이 피곤할 때, 눈이 충혈 될 때, 눈이 뻑뻑할 때면 물을 마시거나 일어나 심호흡을 하거나 가벼운 스트레칭과 마사지로 혈액 순환이 잘 되도록 관심을 가진다. 때때로 눈이 많이 뻑뻑할 때는 흐르는 물에 눈을 씻어 주기도 한다. 그래도 불편하면 영양가 있는 음식을 먹고 쉬어주는 것이 최고다. 몸이 천냥이면 눈은 구백냥이라고 했다. 이렇게 중요한 눈에 관심을 가져보는 건 어떨까? 눈의 변화만 잘 관찰해도 몸과 소통하는데 어려움이 없을 것이다.

뱃살의
경고

요즘 주위를 둘러보면 뱃살이 없는 사람들을 찾기 어렵다. 이전에는 중년의 상징으로 40대 아저씨의 전유물처럼 여겨지던 뱃살이 30대, 20대를 가리지 않고 늘어나고 있다. 대한비만학회에 따르면 국내 성인 복부비만 유병률은 20.8%(남자 24.6%, 여자 17.3%, 2015년 기준)다. 통계상으로 5명 중 1명이 복부 비만인 셈이지만 실제로 주위를 둘러보면 더 많은 사람들이 복부비만임을 알 수 있다.

뱃살이 나오는 가장 큰 이유는 섭취하는 칼로리를 모두 사용하지 못하기 때문이다. 몸은 쓰고 남은 칼로리를 지방으로 바꿔서 여기저기에 저장한다. 몸의 입장에서는 남은 영양을 잘 보관했다가 필요할 때 다시 에너지로 전환해서 사용하는 기능으로써 생존을 위한 필수 기능이다. 하지만 문제는 우리가 지방을 계속 축적만 하고 잘 사용하지 않는다는 점이다. 여기에 축적된 지방의 양이 신체가 감당할 수 있는 양을 초과하면서 다양한 문제가 발생하고 있다.

　집에서 사용하는 참기름이나 식용유를 개봉 상태로 1년 정도 방치해 두면 색깔이 탁해지고 역한 냄새가 난다. 기름이 산소, 빛, 열, 수분, 세균 등의 작용으로 화학변화를 일으키는데 이를 산패酸敗라고 한다. 이 기름을 섭취하게 되면 소화불량, 복통, 설사, 위염 등이 생길 수 있다. 심지어는 발암물질로 작용하기도 한다. 그런 기름(체지방)을 우리는 허리에 두르고 수년 아니 수십 년을 살고 있다. 이런 기름(체지방)들은 우리에게 어떤 영향을 미치고 있을까?

　뱃살은 크게 염증과 대사성 질환을 일으킨다. 오래된 기름에서 독소가 나오듯이 체지방에서도 아디포카인, 유리지방산, 사이토카인 등과 같은 다양한 염증 물질이 나온다. 이 염증 물질은 세포, 혈관, 관절 등을 가리지 않고 염증질환을 일으키며 세포를 손상 시키고 정상적인 대사를 방해한다. 또한 내장지방들은 복부에 공간을 차지하고서 오장육부를 압박한다. 장기들은 늘 고정된 크기로 있는 것이 아니라 조금씩 늘었다가 줄었다를 반복하거나 연동운동을 하면서 작동한다. 그런데 지방 때문에 장기들이 꼼짝하지 못한다면 제대로 대사를 진행할 수 있을까? 특히 장기 가까이에 축적된 지방은 장기를 직접적으로 압박하며 혈관과 장기에 악영향을 미친다.

결국 이런 문제가 지속되면 고혈압, 당뇨병, 콜레스테롤이 증가하고 심장병과 뇌졸중을 일으키는 동맥경화가 생긴다. 최근 증가하고 있는 대장암, 신장암. 전립선암, 유방암, 갑상선암의 원인이 되기도 한다. 또한 뱃살이 골다공증도 유발한다고 한다. 골다공증 환자들을 조사한 결과 대부분 칼슘의 문제보다는 칼슘의 흡수를 도와주는 비타민D가 부족한 경우가 많다. 그래서 VU 메디컬센터 내분비내과 전문의 라치다 라피크 박사는 허리둘레가 늘어날수록 비타민D 결핍에 주의하라고 말하고 있다.

한양대 명지병원 가정의학과 신현영 교수는 지방만을 손가락으로 잡았을 때 그 두께가 2cm 이상이면 비만으로 의심할 수 있다고 한다. 당장 자신의 배나 허리를 잡아 보자.

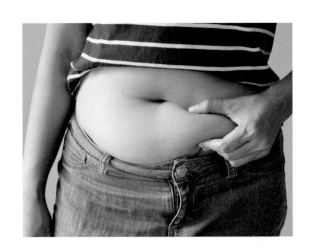

두께가 2cm를 넘는다면 나의 지방 비축량이 초과하고 있음을 인지할 필요가 있다. 물론 금방 문제가 되지는 않는다. 하지만 매일 꾸준히 쌓인 지방들이 눈에 보이는 문제를 일으키기 시작할 때면 이를 정상화하기 위해서는 많은 시간과 노력 그리고 비용이 들어간다. 따라서 뱃살의 경고를 미리 파악하고 조금씩 관리를 할 수 있다면 큰 수고로움을 덜 수 있다.

세포의 생존 본능과 비례하는 염증 반응

눈이 불편해서 병원에 갔더니 눈 안에 포도막염이 생겼다고 한다. 친구는 젊은 나이임에도 손가락에 류마티스 관절염이 생겼다. 지인은 장염이 생겨서 설사를 한다고 했다. 또 다른 지인은 위염 때문에 속이 쓰리다고 한다. 이들의 공통점은 아프다는 점과 병명은 다르지만 염증성 질환을 가지고 있다는 것이다. 염증은 어떤 것이기에 이런 다양한 병증으로 나타나는 것일까?

세포는 자연적으로도 손상되지만 내외부적 독소와 자극으로 인해 더 많은 손상을 받는다. 세포가 손상을 받으면 주로 야간에 영양과 산소를 공급해서 손상된 조직을 재생한다. 하지만 임계치 이상으로 세포가 손상되면 주변의 혈관을 확장해 혈류를 증가시켜 더 많은 영양과 산소를 공급하고 노폐물을 제거하면서 손상된 조직을 재생한다고 『의사의 반란』의 저자 신우섭 원장은 이야기하고 있다. 그리고 이런 현상을 염증이라고 한다. 염증은 빨갛게 붓고 열이 나며 통증이라는 세 가지 증상을 동반한다. 이는 혈관의 확장으로 인한 증상이다. 우리는 이런 반응을 불편하게 생각해서 항염진통제, 스테로이드제, 면역억제제로 혈관을 수축하고 통증과 불편함을 감소시킨다. 이렇게 되면 손상된 조직을 재생하는데 필요한 산소와 영양의 공급이 늦어지고 약을 해독하는 과정에서 간과 콩팥의 부담이 늘어난다. 특히 손상된 조직의 재생이 늦어지면 만성염증으로 발전하고 이는 면역계까지 영향을 미쳐서 다음과 같은 문제를 발생시킬 수 있다고 『아프다면 만성염증 때문입니다』의 저자 이케타니 도시로는 이야기하고 있다.

– 암: 만성염증으로 면역 시스템이 망가져 암세포를 충분히 제거하지 못한다.
– 우울증: 만성염증이 행복 호르몬인 세로토닌의 분비를 저하시킨다.
– 아토피성 피부염: 몸속 만성염증이 피부 염증을 증가 시킨다.
– 치매: 만성염증이 뇌 신경 세포의 재생을 방해한다.
– 위염: 위장에 생긴 만성염증은 다른 장기에도 영향을 미친다.
– 비만: 지방이 쌓이면 염증을 만드는 지방 세포가 더 많

이 생기고 분해되지 않는다.

책을 보다보면 마치 만성염증이 다른 세포들을 공격해서 정상적인 대사를 방해하는 것처럼 보인다. 하지만 실제로는 만성염증으로 제대로 재생되지 못한 조직들이 도미노처럼 기능의 장애를 일으키면서 관계된 기관까지 악영향을 미치는 것이다. 예를 들어 차에 배터리가 방전되었을 때 제대로 충전하지 않으면 엔진출력이 떨어지고 각종 전자장비가 제대로 작동하지 않는 것과 비슷하다.

『좋은 의사는 소염제를 처방하지 않는다』의 저자 하비 비겔슨은 염증은 인체가 하는 가장 기초적이고 본질적인 치유작업이라고 주장하고 있다. 염증은 세포가 살려는 몸부림인 것이다. 이런 염증을 불편하다는 이유만으로 혈관을 수축시키고 통증을 없애는 것이 맞는 것일까? 아니면 염증이 일어나는 원인을 파악해서 그 원인을 제거하고 조직이 잘 재생되도록 하는 것이 맞는 것일까? 결정은 여러분들의 몫이다. 단, 염증은 우리를 괴롭히는 적이 아니라 우리를 살리는 아군임을 꼭 기억해야 한다.

손발이 차갑다면
순환장애

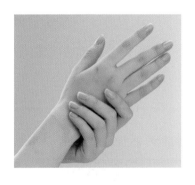

앞에서 양질의 혈액 생산과 원활한 혈액 순환은 건강에 아주 중요한 요소라고 언급했다. 이 중 혈액 순환의 상태는 손발의 온도로 쉽게 알 수 있다.

손발이 차갑다고 하면 수족냉증을 생각한다. 수족냉증手足冷症이란 다른 사람은 추위를 느끼지 않을 만한 온도에서 손이나 발이 차갑고 시려서 일상생활이 불편한 병증을 말한다. 이런 증세를 가진 사람들은 따뜻한 곳에서도 손발이 시리듯 찬 경우가 많다. 또한 손발이 차고 저림, 추위에 노출 시 말단이 창백해지면서 파랗게 변함, 남의 살 같은 느낌(또는 무감각증), 월경불순, 소화 장애, 안면홍조와 같은 증상들이 동반되기 쉽다. 이렇게 증상이 심한 경우에는 병원에 가서 그 원인을 함께 찾아보는 것이 좋다.

이런 불편함은 없지만 평소 손발이 차갑다면 자신의 혈액 순환을 살펴보자. 온돌방을 보면 방 전체가 따뜻한 것이 아니라 순환이 잘 되는 곳은 따뜻하고 순환이 잘 되지 않는 곳은 미지근하거나 찬 경우가 있다. 우리 몸도 혈액 순환이 잘 되는 곳은 따뜻하고 순환이 잘 안 되는 곳은 온도가 낮다. 신체 각 부위의 체온을 확인하기가 쉽지는 않지만 신체의 말단으로 노출되어 있는 손발의 온도를 파악하기는 어렵지 않다. 자신이 만져봐도 알 수 있지만 혹시 감각이 무딘 사람은 주변 사람에게 만져보게 하면 쉽게 파악할 수 있다. 『사람이 병에 걸리는 단 2가지 원인』의 저자 아보 도오루는 체온이 낮으면 세포의 면역력이 떨어진다고 했다. 또한 혈액 순환이 잘 안되면 충분한 산소와 영양 공급의 제한으로 세포의 재생과 기능이 저하되면서 다양한 병증에 노출된다고 한다.

혈액 순환에 도움이 되는 방법은 물 마시기, 몸 따뜻하게 하기, 혈액 순환에 도움이 되는 약 먹기, 마사지, 찜질, 족욕, 운동 등이 있다. 그 중에서 가장 효과적이며 부작용이 없는 방법은 운동이다. 운동 중에서 아주 간단하면서도 효과적인 운동으로는 주먹 쥐었다 펴기와 발목꺾기가 있다. '주먹 쥐었다 펴기' 운동은 장소에 관계없이 팔을 곧게 펴고 주먹등을 위쪽으로 하고 주먹을 쥐었다 폈다하면 된다. 발목꺾기는 앉거나 누워서 발목을 최대한 꺾었다 펴기를 반복하면 된다. 서 있을 때는 뒷꿈치를 최대한 들었다가 내려놓기를 반복하면 된다. 이렇게 30~50개씩 3세트만 해보면 손발이 따뜻해지면서 혈액순환이 잘 된다는 것을 바로 느낄 수 있다.

『누워서 발목펌프 10분 만보를 이긴다』의 저자 반채화는 발목펌프운동을 온몸의 혈액순환을 좋게 하는 최고의 운동법이라고 했다. 그 이유는 첫째, 발목펌프운동은 하지의 피를 심장으로 쉽게 되돌리는 데 가장 효과적인 운동이다.

둘째, 눕거나 앉아서 하는 발목펌프운동은 중력의 영향을 받지 않아서 일반적인 운동을 할 때보다 심장으로 피를 쉽게 순환 시킨다.

셋째, 발목펌프운동은 눕거나 앉아서 운동하므로 체중부하가 없어서 무릎이나 발목관절에 무리가 가지 않는다.

넷째, 발목펌프운동은 동맥의 혈류를 증가시키지 않고 정맥의 흐름을 촉진시킨다.

다섯째, 활성산소를 발생시키지 않는 이상적인 운동법이라고 이야기하고 있다.

결론적으로 손발이 차갑다면 혈액순환이 원활하지 않을 가능성이 높다. 원활한 혈액 순환에 방해되는 요소를 제거하고 간단한 운동을 실천해보는 것은 어떨까? 건강에 대한 관습적 사고와 귀찮음을 뒤로하고 작은 실천을 더하면 즉각적인 혈행 개선으로 혈액 순환 장애로 발생할 수 있는 여러 가지 병증을 예방할 수 있다. 한 번에 대단한 것을 하기보다는 건강을 위해 작은 것부터 실천해보자.

피로, 몸이 외치는 SOS 신호

매일 아침에 일어나 직장에 간다. 열심히 일하고 저녁 18시에 귀가해서 씻고 가족들과 저녁을 먹고 나면 20시가 넘는다. 개인적인 일을 마무리하고 23시 이전에 잠자리에 들고 평일에 풀지 못한 피로는 주말에 쉬면서 푼다. 이렇게만 살아도 피로가 크게 쌓이지 않을 것 같다. 하지만 현실은 생각만큼 녹록치 않다. 잦은 야근과 회식에 자정을 넘겨 집에 들어가기 일쑤다. 주말은 경조사와 밀린 모임 또는 캠핑에 평일보다 더 바쁘다. 몸은 회복할 시간이 필요하지만 현실적으로 몸을 위해 시간을 양보하기가 쉽지 않다. 이렇게 하루하루 쌓인 피로는 어느 순간 만성피로가 된다.

2019 벼룩시장 구인구직에서 성인남녀 848명을 대상으로 조사한 결과를 보면 직장인 4명 중 1명은 '만성피로'에 시달리고 있다고 한다. 그런데 주위를 돌아보면 이보다 많은 사람들이 피곤한 얼굴을 하고 있다. 최근 과로로 인한

질병과 사망뿐 아니라 과로로 인한 자살과 사고도 크게 증가하면서 사회적 문제로 대두되고 있다. 주 평균 35~40시간 근로와 비교해 주 55시간 이상의 장시간 노동으로 과로가 누적되면 관상동맥 질환 발생 위험은 1.13배 높아지고, 뇌졸중 발생 위험은 1.33배 높아진다. 또한 불면증은 7.9배 높아지고 우울증 및 불안증세도 1.3~1.7배 높아진다고 한다. 2016년 영국 애버딘 대학교는 '피로가 건강에 미치는 영향'을 발표했는데 피로가 심한 사람일 경우 사망률이 1.4배 증가한다고 했다. 실제로 지난 2010년부터 2018년까지 9년간 접수된 과로사 산재 신청이 5,609건에 달했다.

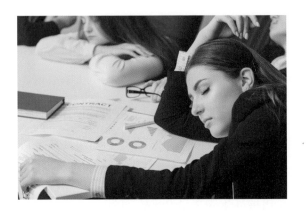

여기서 잠깐 용어를 정리하면 피로는 '연속 및 반복되는 정신적·육체적 작업에 수반해서 발생하는 심신기능의 저하상태'를 말한다. 그리고 과로는 '피로가 누적해서 생기는

생리적 상태. 즉 축적성 피로蓄積性疲勞'라고도 한다. 이런 피로가 쌓여 임계치를 초과하면 '만성피로증후군'이라는 집중력 저하, 기억력감퇴, 수면장애, 근골격계 통증 등을 동반하는 복합적인 질환이 발생한다.

피로를 해결하는 가장 간단한 방법은 충분한 휴식이다. 그런데 정말 며칠 동안 푹 쉬면 피로가 풀릴까? 이 문제를 해결하려면 피로의 원인과 피로가 어떻게 신체에 영향을 미치는지를 이해할 필요가 있다.

『완전탈출 만성피로』의 저자 스기오카 주지는 피로는 호르몬의 고갈 때문이라고 한다.

우리가 스트레스를 받으면 코르티솔과 같은 스트레스 호르몬이 분비된다. 이는 염증을 줄이고 대사에 필요한 갑상선 호르몬과 인슐린 분비를 촉진해서 스트레스를 이겨낼 에너지를 만들어 스트레스를 극복하고 피로를 회복시킨다. 이 호르몬은 신장 위에 조그맣게 달린 부신에서 나오는데 이 호르몬 탱크가 바닥이 나면 아무리 잠을 많이 자도 스트레스와 피로가 풀리지 않으며 금세 지치게 된다고 한다. 분명 부신의 호르몬은 스트레스 관리와 피로에 영향을 미친다. 그렇다고 부신만 잘 관리하면 되는 것일까? 부신에 호르몬을 채우기 위해서는 아미노산(단백질), 지방, 비타민과 미네랄이 필요하다. 이런 영양소를 얻고 호르몬을 합성하

183

기 위해서는 위, 장, 간 등의 기관이 제대로 작동해야 하다. 또한 이를 수송하기 위해서는 심장과 혈관의 상태도 중요하다. 결국 오장육부의 상태가 모두 피로의 정도에 영향을 미치는 것이다. 그래서인지 저자 스기오카 주지는 단순하게 부신의 호르몬을 아끼고 보충하는 방법뿐만 아니라 전체적인 대사를 촉진할 수 있는 방법까지 제안하고 있다.

우리는 피로가 쌓인다는 표현을 자주 쓴다. 피로는 어디에 쌓이는 것일까? 자동차를 일정시간 사용하면 주기적인 점검을 하고 교환주기가 도래한 부품은 교환한다. 그런데 정비를 제대로 하지 않으면 부품의 피로 누적으로 기능이 손실되어 제대로 작동하지 않는 경우가 발생한다. 우리 몸도 이와 비슷하다. 우리 몸은 매일 밤마다 손상된 세포를 치유하고 주기적으로 새로운 세포를 재생해서 대체한다. 그런데 매일 고된 업무와 과음, 그리고 늦은 취침으로 세포가 치유하고 회복할 시간이 부족하다면 어떻게 될까? 이런 날들이 매일 반복되면 손상된 세포들은 제대로 자신의 일을 수행할 수 없다. 결국 이렇게 쌓인 데미지는 피로라는 결과로 나오기 시작하고 임계치를 초과하면 다양한 병증으로 발전할 가능성이 커지는 것이다.

박카스, 고카페인 음료, 피로회복제로 순간의 활력을 찾을 수 있을지는 모르나 세포마다 쌓인 피로를 해소할 수는 없다. 『스트레스가 만병의 원인이다』의 저자 아보 도오루는 피로를 한마디로 말하면 병病의 입구. 병이 나기 직전에 몸이 외치는 SOS 신호라고 했다. 지금부터라도 내 몸의 SOS 신호에 관심을 가져보는 것은 어떨까?

심장이
혈압을 올리는 이유

평소에는 심박동수를 안정적으로 유지하던 심장이 운동을 시작하면 호흡과 심박동수를 증가 시킨다. 왜 이런 현상이 생기는 것일까? 운동을 하면 다양한 근육을 사용하면서 평소보다 세포들이 활성화 된다. 운동량이 늘어난 만큼 세포는 더 많은 에너지를 필요로 하는 것이다. 그래서 신체는 필요한 에너지를 생산하기 위해서 호흡과 심박동수를 증가 시켜서 세포에게 필요한 혈액을 신속하게 공급한다. 그런데 평소에도 심박동수 즉, 혈압이 높은 경우가 흔하게 나타나고 있다. 과격한 활동을 하지 않는데도 왜 우리 몸은 혈압을 높이는 것일까?

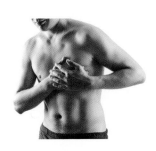

혈액에는 세포가 에너지를 내고 치유에 필요한 재료인 영양과 산소가 포함되어 있다. 이 혈액은 순환을 통

해서 각 세포에게 필요한 것을 공급하는데 어떤 이유로 기존의 혈압으로는 영양과 산소를 제대로 공급하기 어려운 상황이 발생한 것이다. 똑똑한 우리 몸은 이를 해결하기 위해서 혈압을 올려 몸 구석구석에 충분한 혈액을 공급하려고 노력한다. 이런 과정에서 혈압이 적정 수준을 넘으면 이를 고혈압이라고 한다.

친구가 혈압이 높다고 혈압약을 먹기 시작했다. 의사가 평생 약을 먹어야 하지만 빠뜨리지 않고 먹으면 걱정할 것이 없다고 했다. 친구는 다행이라며 안심하고 약을 먹기 시작했다. 친구에게 혈압이 올라가는 이유를 물어 보았다. 모른단다. 약의 부작용에 대해서 안내를 받았냐고 물어보니 의사가 안전하다고 말했다고 한다.

『고혈압은 병이 아니다』의 저자 마쓰모토 미쓰마사는 혈압약은 칼슘흡수를 방해해서 혈관을 확장하거나 심장의 활동을 억제 또는 수분을 배출해서 혈압을 떨어뜨린다. 이렇게 화학적인 약으로 신체의 대사를 인위적으로 조정해도 괜찮을까? 물론 약을 먹으면 일단 혈압은 떨어진다. 그런데 혈압약의 대표적인 부작용인 역류성 식도염, 치매, 관절염 등은 어떻게 하면 좋을까? 의사들은 약을 쓰는게 실보다 득이 많기 때문에 약을 복용해야 한다고 이야기한다. 그리고 부작용이 발생하더라도 증상을 완화시켜주는 약이 늘 준비되어 있기 때문에 걱정할 것이 없다고 한다.

　우리는 의학적 지식이 부족하니 상식선에서 생각해 보자. 세포가 에너지를 생산하거나 치유에 필요한 영양과 산소를 공급 받지 못하자 신체는 충분한 혈액을 공급하기 위해서 혈압을 올렸다. 그런데 높은 혈압으로 발생할 수 있는 심혈관계질환을 예방하기 위해서 인위적으로 혈압을 낮추었다. 결과적으로 세포는 필요한 영양과 산소를 제대로 공급받지 못하는 상황이 발생하는 것이다. 이럴 경우 세포들은 에너지 생산을 제대로 할 수 없기 때문에 기력이 부족하고 손상된 세포를 재생하지 못하기 때문에 염증이 늘어날 수밖에 없다. 또한 『환자혁명』의 저자 조한경은 혈압을 억지로 낮추면 뇌에 영양과 산소 공급이 부족해지면서 치매가 늘어날 수 있다고 경고하고 있다.

　그렇다면 약을 먹어야 할까, 먹지 말아야 할까? 그건 주치의와 충분히 상담 후 개인이 선택할 문제다. 하지만 의심 없이 무조건 약을 선택하기 보다는 먼저 혈압이 오르는 이유를 살펴보는 것은 어떨까?

09

비염이
나를 지킨다

어릴 적부터 봄, 가을 이 되면 비염이 찾아왔다. 수십 년 동안 한해도 거르지 않고 찾아온 비염이지만 늘 힘겹다. 왜 친하지도 않으면서 비염은 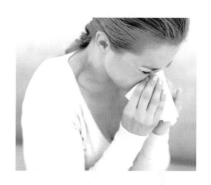 봄과 가을에 찾아와서 날 괴롭히는 것일까? 유명한 병원에 가서 주사를 맞고 약을 먹으면 며칠은 괜찮았다. 하지만 얼마 지나지 않으면 다시 비염은 돌아왔다. TV에서 비염에 좋다는 병원에도 가보았지만 만족스럽지 못했다. 물론 콧물빼기, 코 씻어내기도 해 보았지만 증상을 줄일 뿐 원인을 해결하지는 못했다.

도대체 비염의 원인은 무엇일까?

네이버 지식백과에서 비염을 검색해보면 비염은 코 안에

염증이라고 한다. 이런 염증의 원인은 꽃가루, 집 먼지 진드기, 먼지, 온도, 냄새, 코의 구조적 변형 등 다양하다. 그리고 그런 원인에 따라 만성비염, 알레르기비염, 혈관운동성비염, 비후성비염으로 나뉜다. 원인은 다양하지만 결국 코 안에 염증 때문에 콧물이 줄줄 흐르고 정신없이 재채기를 하게 되는 것이다. 그렇다면 코 안에 염증은 왜 생기는 것일까?

병원에 가서 물어보니 날씨가 추워져서 그렇다고 한다. 그렇다면 겨울이 더 추운데 겨울에는 왜 비염이 괜찮냐고 물어보니 날씨가 추워지면서 코 점막이 추위에 적응했기 때문이라고 한다. 그렇다면 봄에 나타나는 비염은 더위 때문이고 여름엔 더위에 적응했기 때문일까?

답변이 부족하다. 다른 답을 찾다보니 집먼지 진드기, 먼지, 꽃가루 때문이라고 한다. 집먼지 진드기와 먼지는 사계절 항상 있다. 이런 다양한 요소들이 비염에 영향을 미치는 것은 맞지만 결정적인 원인이라고 볼 수는 없을 것 같다. 특히 똑같은 상황에서 아내는 괜찮은데 왜 나만 비염으로 고생하냐는 질문에 체질이라는 답변은 문제해결을 더 어렵게 만들었다.

비염을 일으키는 요소는 다양하지만 의학적으로 정확한 원인은 밝혀지지 않았다. 원인을 제거할 수 없으니 결국 매년 똑같은 고통을 겪을 수밖에 없었다. 필자는 그 원인에 대해서 많은 고민을 하다가 문득 만성비염의 원인을 보면서 실마리를 찾았다. 만성비염은 비염이 오랫동안 지속되거나 영양 상태가 불량하거나 면역력이 약할 때도 나타난다고 한다.

면역, 영양상태 그리고 비염 약에 빠지지 않는 항히스타민제의 관계성에서 비염의 원인을 다음과 같이 추론할 수 있다.

자동차가 고속도로를 일정한 속도로 달리면 연비가 좋지만 가다 서다를 반복하면 연비가 나빠져서 더 많은 연료가 소비된다. 우리 몸도 여름이나 겨울에는 체온을 일정하게 유지하기 때문에 에너지 소비가 크지 않다. 하지만 봄과 가을에는 일교차가 커지면서 체온을 올리고 내리기를 반복하다보면 다른 계절보다 많은 양의 에너지가 소모된다. 이때 충분한 에너지가 축적되어 있지 않거나 원활하게 영양 공급이 되지 않으면 면역기능까지 떨어질 수 있다.

이렇게 면역력이 떨어지면 바이러스나 기타 이물질에 대한 방호력이 떨어지기 때문에 신체는 호흡기에 강력한 1차 방어선을 구축한다. 유해물질이 유입되는 통로인 호흡기에 수분을 집중해서 코털과 기관지의 미세섬모에 표면장력을 증가시켜 이물질을 효과적으로 걸러낸다. 그런데 봄과 가을이 되면 체내 수분량이 급격히 줄어든다. 봄은 날씨가 따뜻해지고 활동량이 증가하면서 겨울보다 많은 양의 수분이 필요하다. 가을은 여름에 비해서 습도가 낮고 기온이 선선해지면서 수분 섭취가 줄어든다.『소금과 물, 우리몸이 원한다』의 저자 박의규는 이런 수분의 부족 문제를 해결하기 위해서 신체는 수분 이용에 관여하는 히스타민이라는 호로몬을 작동시켜 호흡기가 제대로 작동하게 만든다고 한다. 그 결과 작은 이물질에도 엄청난 콧물과 재채기로써 몸 안으로 들어오려는 것들을 과도하게 걸러낸다. 또한 히스타민의 부작용으로 눈이 충혈 되고 가려운 경우도 있다.

면역력이 떨어진 신체는 이렇게까지 해서라도 몸을 보호하려고 노력하는 반면 우리는 불편하다는 이유만으로 항히스타민제와 스테로이드제 같은 면역저하제로 신체가 구축한 1차 면역 방어선을 무력화 시킨다. 대문을 잠그고 다니는 것이 불편하다고 문을 열어 놓고 다니는 꼴이다. 분명 과도한 콧물과 재채기는 일상생활을 힘들게 한다. 하지만 1차 면역 방어선이 무너진 몸은 어떻게 될까?

물을 충분히 챙겨 먹고 영양 밀도를 올리며 몸을 따뜻하게 하고 충분히 휴식을 취하면 비염을 개선하는데 도움이 된다. 이런 것이 번거롭고 평소 생활이 불편해서 견딜 수가 없다면 약을 먹어도 좋다. 하지만 적어도 비염약으로 많이 사용되는 항히스타민제와 스테로이드제의 부작용을 꼭 읽어보고 복용하길 권한다.

10

피부는 몸속 건강을
비추는 거울

우리 몸을 둘러싸고 있는 피부는 체온 조절과 외부 환경에 대한 장벽으로써 다양한 기능을 수행한다. 또한 한의학에서는 피부를 몸 속 건강을 비추는 거울이라고 본다. 이런 상식이 없더라도 건강한 사람들을 보면 피부가 탱탱하고 윤기가 나는 반면 건강이 좋지 않은 사람은 피부가 어둡고 칙칙하다.『매력적인 피부여행』의 저자 옐 아들러는 주름은 근심과 기쁨을, 흉터는 부상을, 보톡스 시술로 인해 경직된 표정은 노화에 대한 두려움을, 소름은 공포와 쾌락을, 뾰루지는 우유, 설탕, 밀가루의 과다 섭취를 알려 준다고 한다. 또한 과체중은 피부주름 부위의 감염을 유발하고, 심한 건성 혹은 지성 피부는 갑상선 이상 징후일 수도 있다. 피부는 우리 몸에 대해서 다양한 이야기를 들려주지만 정작 우리는 크게 관심이 없다.

피부는 바깥쪽에서부터 표피층, 진피층, 피하지방층 이

렇게 세 개의 층으로 구성되어 있다. 표피는 중층편평상피의 각질형성세포가 대부분을 차지하고 있다. 진피는 콜라겐 섬유와 탄력 섬유 같은 기질 단백질로 이루어져 있고 여기에 혈관, 신경, 땀샘 등이 있다. 피하지방층은 지방세포로 구성되어 있다. 피부상태는 주로 표피층의 상태로 확인할 수 있다. 피부표면은 평면이 아니라 촘촘한 그물코 모양들이 이어져 있는데 이 그물코가 분명할수록 탄력있고 촉촉하다. 반면 노인이나 관리를 잘못한 사람들의 피부는 그물코 모양이 커지면서 모양이 흐릿해지고 결국 평면적인 피부가 되면서 탄력이 떨어진다. 이는 주름진 눈꺼풀, 뺨, 턱 부분의 늘어짐 현상과 주름, 기미, 검버섯, 홍조, 색조침착으로 이어진다.

이는 표피층의 피부 보호막이 제대로 만들어지지 않거나, 피부 재생 속도가 느리거나, 진피층 콜라겐 양의 감소 또는 탄력섬유의 변화가 피부에 미친 결과다. 하지만 작가 수전 C.테일러와 빅토리아 할러웨이 바르보사는 피부를 단단하고 젊게 해주는 힘과 탄력성은 진피층에서 나온다고 했다. 즉 진피층의 콜라겐과 단백질이 피부의 탄력을 결정한다는 것이다. 그래서인지 피부가 좋아진다고 콜라겐이 많은 돼지껍데기와 같은 음식 또는 콜라겐이 들어간 화장품을 추천하는 경우가 많다. 콜라겐을 먹고 바르면 정말 도움이 될까?

『완전탈출 만성피로』의 저자 스기오카 주지는 콜라겐이 들어간 음식을 먹는다거나 몸에 바른다고 해서 효과가 생기는 것은 아니라고 했다. 바르는 콜라겐은 피부에 흡수되기 어려우며 음식으로 섭취해도 소화과정에서 대부분 분해되고 만다는 것이다. 그렇다면 어떻게 콜라겐을 공급할 수 있을까? 콜라겐은 필요한 세 가지 영양소를 골고루 섭취하기만 하면 몸에서 저절로 생성된다. 그 영양소는 바로 아미노산(단백질), 비타민C, 철이다.

간단하게 정리하면 피부색이 탁해지거나 주름이 늘었거나 탄력이 떨어지고 여러 가지 잡티가 올라온다면 몸에 아미노산(단백질), 비타민C, 철이 부족할 가능성이 높다고 할 수 있다.

하지만 조금 더 깊이 생각해 보면 이는 아주 심각한 문제다. 단순하게 피부로 갈 아미노산(단백질)만 부족한 것이 아니라 호르몬이나 세포 재생에 필요한 아미노산(단백질)도 부족할 가능성이 높기 때문이다. 『환자혁명』의 저자 조한경은 우리 몸은 중요한 것을 지키기 위해 덜 중요한 신체 부위를 희생 시킨다고 했다. 생존을 위해 중요한 부위는 심장, 폐, 간, 신장, 췌장 등과 같은 장기다. 반면 조금 덜 중요한 부위는 뼈, 근육, 머리카락, 피부, 손톱, 관절 등이다. 따라서 피부의 탄력이 떨어지고 거칠고 잡티가 생기고 골다공증이 생기고 근육이 손실되고 머리카락이 빠지거나 푸석해지고 손톱이 깨어지는 것을 단순하게 해당 부위의 문제라고 생각하기 보다는 전체적인 영양밸런스를 의심해 볼 필요가 있다.

11

근육이 경직되면
건강도 경직된다

몸이 피곤하거나 스트레스를 받으면 목과 어깨가 경직
된다. 우리는 이럴 때 어깨와 목을 풀어주거나 마사지 해주
면 시원하다는 것을 알고 있다. 이 기전을 설명하면 다음과
같다. 우리 몸에는 약 10만 km의 혈관이 있고 심장에서 출
발한 혈액은 200km/h가 넘는 속도로 온몸을 누빈 후 다시
심장으로 돌아오는 시간이 25초~1분이다.

대동맥은 혈액을 각 지점까지 이동 시키는 큰 역할을
한다. 하지만 실제로 세포에게 영양과 산소를 공급하는 것
은 전신혈관의 99%인 모세혈관이다. 심지어는 큰 혈관을
구성하는 세포에게 영양을 공급하는 것 또한 모세혈관의
역할이다.

이런 모세혈관은 대부분 근육 사이에 존재하기 때문에
근육이 경직되면 모세혈관의 순환에 제한을 받는다. 그러
면 세포가 필요로 하는 영양과 산소 공급이 떨어지고 노폐

물을 제대로 배출하지 못하면 세포의 가동률이 떨어질 수밖에 없다. 세포가 이런 상황에 지속적으로 노출되면 체력과 컨디션이 급격히 떨어져서 염증이 증가할 뿐만 아니라 노화도 촉진된다. 근육을 많이 사용하거나 몸이 피곤하거나 스트레스를 받으면 근육이 뭉친다. 따라서 이런 근육들을 풀어주면 혈액순환이 원활해지면서 컨디션이 회복된다. 하지만 정작 풀어주어야 할 근육을 놓치는 경우가 많다. 바로 등근육이다.

『얼굴을 보면 숨은 병이 보인다』의 저자 미우라 나오키는 한의학에서는 건강을 유지하기 위해서 등 근육 풀어주는 것을 중요하게 여겼다고 한다. 내장이 있는 등의 뼈, 근육, 힘줄이 유착 되거나 굳으면 혈액순환이 제한되고 그 영향은 심장, 위장, 십이지장, 간, 신장 등에 영향을 주기 때문이다. 『등면역』의 저자 서재걸은 다른 근육과 달리 등에는 척수신경이 있어서 등이 굳으면 근육과 함께 있는 척수신경도 제대로 작동하지 못한다고 했다. 척수신경은 몸의 운동신경과 감각신경, 자율신경 등이 지나가는 신경통로로 몸 전체의 신체기관을 조율하고 조정하는 중추적인 역할을 한다. 특히 등쪽의 척수신경은 뇌에서 오장육부로 들어가는 신호를 담당하기 때문에 신체대사에 아주 큰 영향을 미친다.

이렇게 중요한 등근육이 경직되지 않게 하기 위해서는 스트레스를 안 받고 항상 바른 자세를 취하는 것이 최선이지만 이는 현실적으로 쉽지 않다. 오히려 스마트폰과 컴퓨터 사용이 늘면서 젊은 층에서 거북목과 목디스크가 늘어나고 있다고 한다. 전문가들은 경직된 근육을 풀기 위해서 마사지, 스트레칭, 냉온수욕, 바른자세를 권장하고 있다. 그리고 서재걸 박사는 폼롤러를 활용해서 등 근육 푸는 것을 추천하고 있다. 약수터에서 어르신들이 큰 나무를 등지고 등을 나무에 부딪치는 것도 좋은 방법이다. 필자는 매일 아침, 저녁 10분 스트레칭으로 등 근육을 풀어주고 있는데 숙면에 도움이 될 뿐만 아니라 나른한 아침을 활기차게 시작하는데 도움이 된다.

아이들의 몸은 부드럽고 유연한 반면 나이가 들수록 자연스럽게 몸이 굳어 간다. 몸이 굳어가는 만큼 순환이 제한되면서 피로가 쌓이고 상처가 잘 낫지 않는다. 이런 상황을 그저 나이 탓만 할 것인지 문제를 해결하기 위해서 작은 실천을 할지는 당신의 선택이다. 매일 뭉치는 근육을 매일 풀어주지 않으면 근육의 경직이 건강의 경직뿐만 아니라 삶의 경직으로도 이어질 수 있다는 점을 기억하자.

쓰레기가 쌓이면
악취가 난다

예전에 금식을 하는 동안 아내와 대화를 할 때면 아내가 조금 떨어져서 이야기를 듣는 경우가 있었다. 이상해서 그 이유를 물어보니 평소에는 괜찮은데 금식을 하면 입에서 악취가 너무 심하게 난다고 했다. 빈정이 상하려던 찰나, 내 손을 입에 대고서 '하'하고 호흡을 뱉은 후 냄새를 맡아 보았다. 헉, 똥 냄새다.

침 분비가 적어지면 살균력이 떨어지면서 입 안에 세균이 증가하기 때문에 입 냄새가 날 수 있다. 특히 아침에 일어났을 때, 갈증이 날 때, 공복 시, 스트레스로 긴장할 때, 식사를 불규칙하게 하면 침 분비가 적기 때문에 입 냄새가 나기 쉽다. 하지만 사람들은 침 자체에서 냄새가 난다고 생각하는 경우가 있는데 하루 종일 침을 흘리고 있는 아기들의 입 냄새를 맡아보면 오해라는 것을 알 수 있다.

인간이 뿜어 낼 수 있는 악취는 크게 변 냄새, 발 냄새,

입 냄새, 두피와 모발에서 나는 냄새, 액취증 등이 있다. 이런 냄새를 풍기는 사람들의 공통점을 살펴보면 잘 씻지 않거나 또는 건강이 좋지 않다. 잘 씻어서 냄새를 지울 수 있다면 다행이지만 주로 건강이 좋지 않은 경우가 더 많다.

우리가 음식을 섭취하면 소화기관을 거치면서 분해된다. 이 과정에서 독소가 발생한다. 이를 방귀로 배설도 하지만 일부는 흡수된다. 보통 정상적인 간은 소장에서 보내진 영양소와 독소를 분별해서 재합성하고 해독한다. 그런데 간 기능이 떨어지면 이 해독기능이 약해져서, 독소가 혈류를 타고 체내를 돌게 된다. 이것이 폐로 보내지면 숨을 내쉴 때 냄새가 나고, 피부표면으로 보내지면 땀과 함께 배설되면서 냄새가 된다.

조금 더 쉽게 설명하면 우리 몸에 들어온 독소를 제대로 처리하면 냄새가 나지 않지만 간 기능이 떨어지거나 처리 용량을 초과하는 독소가 들어오면 해독되지 못한 독소들이 그대로 혈액에 녹는다. 그리고 온몸을 돌아다니면서 영향을 미친다. 냄새가 좋지 않아도 독소가 폐나 피부를 통해 몸 밖으로 빠져 나간다면 다행이다. 하지만 대부분은 혈액을 타고 돌아다니면서 여기저기 붙어 세포를 손상시키는 염증물질의 역할을 한다.

필자가 금식할 때 입에서 똥 냄새가 난 것은 금식을 하는 동안 필요한 열량을 만들기 위해 체지방을 소모하는 과정에서 지방에 박혀 있던 독소들이 한꺼번에 쏟아져 나왔기 때문이다. 물론 지금은 금식을 해도 입 냄새가 이전처럼 심하게 나지는 않는다.

『의사의 반란』의 저자 신우섭은 우리 몸속에 돌아다니지 말아야 할 물질이 들어오면 지방세포는 그런 물질이 돌아다니면서 문제가 생기지 않도록 감싸 안았다가 여력이 될 때 해독한다고 했다. 하지만 과도한 독소 발생과 해독 능력의 저하로 해독되는 독소보다 쌓이는 독소가 더 많은 것이 현실이다.

예전에 여름휴가를 갔다가 집에 들어갔더니 악취가 집안을 가득 채우고 있었다. 창문을 열고 원인을 찾아보니 깜빡 잊고 버리지 못한 음식물 쓰레기 때문이었다. 쓰레기를 매일 처리하면 냄새가 나지 않지만 며칠 동안 쌓아두면 당연히 냄새가 난다.

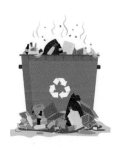
혹시 자신의 몸에 어떤 냄새가 난다면 몸이 쓰레기를 제대로 처리하고 있는지 또는 내가 처리 용량을 초과하는 쓰레기를 유발하고 있지는 않은지 살펴보는 것은 어떨까?

어깨선과 골반선이 알려주는 척추건강

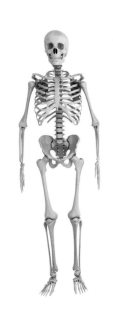

주변에 보면 어깨가 한쪽으로 올라가서 어깨선이 수평이 아닌 경우를 종종 볼 수 있다. 사람들은 왼쪽 또는 오른쪽 중에서 자신이 편한 쪽을 주로 사용하다보니 이런 현상을 당연하게 생각하지만 이는 건강에 좋지 않은 신호다. 특히 골반이 올라가서 한쪽 다리가 길어 진 경우는 다양한 불편함과 병증에 노출될 가능성이 높다. 어깨선과 골반선은 척추의 아래와 위쪽에 위치한다. 이 두 라인이 수평을 잘 이루면 척추는 수직으로 곧게 펴져 있지만 한 쪽이 기울게 되면 당연히 척추도 기울어진다.

척추는 몸을 지지하는 중심 뼈로써 내부의 장기와 척수신경을 보호하는 아주 중요한 역할을 한다. 이런 척추는 수직으로 완만한 S를 형태로 직립보행에서 오는 충격을 완화

한다. 이렇게 중요한 척추가 비틀어지면 우리 몸에는 어떤 변화가 생길까?

『기적의 골격진정』의 저자 양이웅은 사람은 직립보행을 하기 때문에 골격이 비틀어지기 쉬운 존재라고 했다. 골격이 틀어진다는 것은 척추가 휘고 어깨선과 골반라인이 불균형을 이룬 상태를 이른다. 이렇게 골격이 틀어져서 척추가 휘면 척추 주변을 지나가는 척수 신경이 눌리면서 여러 가지 통증과 기능 장애가 발생한다. 즉 뇌에서 각 세포로 전달되는 신호 체계의 교란이 발생하는 것이다. 또한 신경의 지배를 받는 근육들이 경직되면서 통증과 질병이 발생할 뿐만 아니라 근육 사이에 있는 모세혈관의 순환이 나빠진다. 이는 우리 몸의 전체적인 대사율을 떨어뜨려서 기력이 부족해지고 면역력이 저하된다. 『뼈는 거짓말하지 않는다』의 저자 박진영은 척추를 바로 잡으면 신경의 압박이 감소하면서 통증이 사라지고 혈액순환이 잘 되어 세포에 영양과 산소공급이 원활해진다고 했다. 그 결과 간단한 두통에서부터 대사질환과 면역질환 나아가서 암과 치매까지 치료 할 수 있다고 한다.

척추가 틀리는 이유는 잘못된 자세와 한쪽 방향의 운동 때문이다. 잘못된 자세로는 한쪽 다리로 지탱하는 짝다리

자세와 다리를 꼬는 자세가 있다. 아주 편하고 멋지게 보일 수는 있지만 골반의 균형을 깨고 무릎 뒤 오금의 혈액 순환을 방해한다. 그리고 척추 건강을 가장 위협하는 자세는 오랫동안 앉아 컴퓨터와 스마트폰을 하는 자세로 경추와 흉추에 아주 좋지 않다. 이런 자세들은 척추를 S자 모양으로 유지하기 보다는 한쪽 방향으로 기울어진 약간 펴진 S모양을 만든다. 척추가 이렇게 틀어진 상태로 오래 지속되면 신경을 누를 뿐만 아니라 뼈를 둘러싼 근육들이 불안정한 자세를 유지하면서 경직된다.

그리고 한쪽 방향의 운동도 척추를 틀리게 한다. 주로 테니스, 볼링, 캐치볼과 같이 한쪽 방향의 운동은 근육을 비대칭적으로 발달시켜서 척추를 틀리게 한다. 물론 한쪽 방향으로 하는 노동도 척추 건강에 좋지 않다.

이런 문제를 해결하기 위해서는 바른 자세로 앉고, 서고, 자는 것이 중요하다. 하지만 바른 자세를 취하는 습관은 생각만큼 쉽지 않다. 차선책으로 척추를 잡아주는 근육을 풀어주면 도움이 된다. 뼈의 구조를 유지하는 것은 살과 근육이다. 그 중에서 근육은 능동적으로 뼈의 형태를 유지시켜준다. 그런데 좋지 않은 자세로 오래 있으면 척추를 잡아주는 근육에 더 많은 하중이 실리면서 근육이 빨리 경직된다. 근육이 경직이 되면 바른 자세를 취해도 이전에 근육이 경직된 방향으로 뼈를 당겨서 바른 자세를 취하기 어렵다. 즉 나쁜 자세로 척추가 비틀어지면 근육이 경직되고 경직된 근육은 척추의 비틀림을 고착화 한다. 그래서 30년간 골격 교정을 한 지인은 뼈를 교정을 하는 것보다 척추 주변의 경직된 근육을 풀어주는 것이 더 중요하고 했다.

골격이 틀어지지 않도록 하기 위해서는 같은 자세로 오래 있기 보다는 자주 움직이면서 근육이 경직되지 않도록 하고 시간이 날 때마다 스트레칭을 하는 것이 좋다. 40~50분 일하고 10분 스트레칭을 해주면 근육의 경직을 예방할 수도 있고 집중도도 높일 수 있다. 또한 한쪽만을 사용하는 운동을 할 때는 시간을 내서 반대쪽 근육을 강화 시켜 주어야 좌우 균형을 통해 척추의 휨을 예방할 수 있다.

일단 근육이 경직되고 통증이 시작되면 사람들은 병원을 찾는다. 도수치료, 카이로프랙틱, 교정과 같은 치료는 짧은 시간에 통증을 가라앉힐 수 있다. 하지만 병원을 그만 다니면 다시 근육은 경직되기 시작한다. 매일 쌓이는 근육의 경직과 척추의 비틀림을 완전하게 해결할 수 있는 방법은 병원이 아니라 본인이 매일 실천하는 바른 자세와 스트레칭임을 알아야 한다.

모든 병은
장에서 시작된다
-히포크라테스

건강 상태가 좋지 않은 사람들을 살펴보면 대다수가 장이 좋지 않다. 건강상태가 좋지 않아서 장이 좋지 않을 수도 있겠지만 히포크라테스와 많은 전문가들은 장이 무너져서 병이 시작된다고 이야기하고 있다.

사람들은 장을 단순히 소화, 흡수, 배설하는 기관으로만 생각 한다. 분명 장은 영양의 흡수를 통해서 양질의 혈액을 생산하고 노폐물을 배설하는 중요한 임무를 수행한다. 하지만 이밖에도 면역력과 심리상태뿐만 아니라 과민성대장증후군, 알레르기, 대사 질환, 심혈관 질환, 암, 노화와 비만까지도 영향을 미친다고 『장이 깨끗하면 뇌도 건강해진다』의 저자 나가누마 타카노리는 이야기하고 있다.

『10퍼센트 인간』의 저자 앨러나 콜렌은 장에는 100조가넘는 박테리아와 곰팡이 그리고 약 4,000여 종의 미생물들이 살면서 유기적으로 살아간다고 한다. 이들 중 유익균이 많으면 건강하고 유해균이 많으면 장 상태가 나빠진다. 유해균이 득세하는 이유는 크게 두 가지다. 먼저, 먹는 음식과 관계가 깊다. 우리가 상식적으로 알고 있는 인스턴트 음식, 화학조미료, 정제식품, 밀가루, 육식, 당분이 높은 음식은 장에 좋지 않다. 반면 신선한 음식, 발효된 음식, 거친 곡물은 장 환경 개선에 도움이 된다. 다음은 스트레스가 장 환경을 나쁘게 한다. 스트레스를 받으면 신체는 장의 소화, 흡수, 배설 활동을 줄이고 에너지 대사에 집중한다. 이렇게 장 활동이 둔해지면 흡수되지 못한 음식물과 배설되지 못한 노폐물들이 장에 머무는 시간이 길어진다. 그리고 장의 높은 온도에 의해서 음식물이 부패해 악취를 풍기며 장 속 환경을 오염시킨다. 여기서 발생된 독소는 혈액으로 흡수되어 온몸의 세포에 악영향을 미치게 된다. 우리는 이런 현상을 변비, 독한 방귀, 속의 거북함이나 불편함으로 느낄 수 있다.

이렇게 장 기능이 떨어지면 첫째, 영양의 흡수률이 떨어진다. 영양의 질이 하락하면 세포의 에너지 질과 회복율 저하로 이어진다. 결국 세포의 정상적인 작동이 제한된다. 이를 증명하는 사례가 있다. 『클린커트』의 저자 알레한드로 융거박사는 건강을 개선하기 위해 영양클린이라는 프로그램을 진행했다. 그런데 어떤 사람은 200%의 효과가 나는 반면 어떤 사람은 70%에 그쳤다. 그는 수만 명을 대상으로 조사한 결과 문제는 바로 '장의 상태'라는 것을 발견했다. 장이 깨끗하고 건강하면 음식이나 좋은 영양소를 조금만 바꿔도 효과가 빨리 나타났다. 하지만 장에 문제가 있으면 아무리 좋은 음식이나 영양소를 섭취해도 흡수하지 못하기 때문에 개선이 늦었던 것이다. 둘째, 몸 안에 있는 노폐물이 제대로 배출되지 못한다. 배출되지 못한 노폐물에서 발생한 독소는 혈액을 오염시키고 세포를 공격한다.

셋째, 면역력이 떨어진다. 장에는 우리 몸의 면역세포 약 80%가 몰려 있어서 장이 좋지 않으면 면역력도 좋지 않을 가능성이 높다.

넷째, 심리적으로 불안해 진다. 장은 행복 호르몬인 세로토닌의 80~90%와 20여 종의 호로몬을 생산하고 뇌 다음으로 신경체계가 발달해 있다. 따라서 장이 좋지 않으면 과민성대장증후군뿐 만 아니라 불안장애, 정서질환, 우울증, 불면증 등이 발생할 수 있다고『몸이 되살아나는 장 습관』의 저자 김남규는 이야기하고 있다.

장 건강을 지키는 가장 좋은 방법은 좋은 음식을 잘 챙겨 먹고 좋지 않은 음식을 줄이는 것이다. 하지만 잦은 회식과 맛난 음식들 때문에 쉽지 않다. 다행히 우리는 차선책으로 좋은 유산균으로 유익균(프로바이틱스)과 먹이(프리바이오틱스)를 충분히 공급해서 장내 유익균이 우위에 있을 수 있도록 장내 환경을 만들 수 있다. 그리고 식이섬유를 먹거나 장마사지를 하면 장내 노폐물을 배출하는데 도움이 된다.

추가적으로『장이 깨끗하면 뇌도 건강해진다』의 저자 나가누마 타카노리는 간헐적 단식을 추천했다. 사람이나 장이나 일과 휴식의 균형이 중요한데 우리의 장은 식사, 간식, 야식에 과식까지 더해져 쉴 시간이 부족하다. 이런 장에게 충분히 쉴 시간을 주면 장 구석구석에 쌓아 두었던 음식 찌꺼기를 청소하고 상처 난 장을 회복하기 시작한다. 결국 장 환경이 개선되는 것이다.

사람들은 유산균이나 식이섬유를 잘 챙겨 먹고 주기적으로 배변을 잘하면 장이 건강하다고 생각한다. 주기적인 배변활동이 장 건강을 체크하는 하나의 지표가 될 수는 있지만 그것만으로 장이 건강하다고 할 수는 없다. 음식량 또는 수분량이 적어지거나 스트레스를 받으면 좋았던 장도 일시적으로 배변활동이 불규칙적일 수 있기 때문이다. 과거에 왕의 건강을 체크할 때 변의 형태, 색, 냄새, 맛을 살폈다고 한다. 맛은 보지 못하더라도 자신의 변의 색, 형태, 냄새를 살펴보자.『몸이 되살아나는 장 습관』의 저자 김남규는 변의 색이 음식에 따라 달라지지만 큰 범주에서 황색~갈색이면 유익균이 우세하고, 갈색~검은색이면 유해균이 우세하다고 했다. 만약 변의 색이 흰색, 빨강색, 검은 타르색일 때는 담도 폐쇄나 장 출혈 등이 의심되므로 의사의 진단을 권하고 있다. 변이 딱딱하거나 변비가 있다면 수분의 부족이나 식이섬유가 부족하다고 할 수 있다. 변이나 방귀 냄새가 심하다면 장 기능이 떨어졌거나 유해균이 우세한 경우다.

이렇게 변을 살피는 것이 어렵다면 몸과 마음을 잘 살펴보자. 변을 시원하게 보지 못하거나 잘 먹는데도 영양상태가 좋지 않거나 음식에 따라 장이 민감하게 반응한다면 장에 관심을 가져야한다. 약을 꾸준히 챙겨 먹는 사람은 장환경이 나빠질 가능성이 높다. 특히 항생제와 변비약은 유익균과 유해균을 가리지 않고 죽이거나 배출하기 때문에 장을 관리하지 않으면 급속도로 장이 나빠질 수 있다. 또한 필자같이 음주나 달달한 음식처럼 장에 좋지 않은 음식을 즐기는 경우도 장을 꾸준히 관리하는 것이 좋다.

4

건강을 위한 밸런스

이성과 마음의
균형

우리는 살아가면서 원하는 일만 하면서 살아가고 싶어 한다. 하지만 원하는데도 하지 않는 일들이 있다. 바로 독서, 공부, 운동, 건강 습관이다. 책을 읽으면 현명해지고 공부를 하면 다양한 기회를 얻을 수 있고 운동과 건강 습관을 실천하면 활력 있는 삶을 살 수 있다. 이런 사실을 알지만 실제로 실천으로 옮기는 사람은 소수에 불과하다. 우리는 왜 해야 한다는 생각만 할 뿐 실천하지 않을까?

이성은 다양한 정보를 접하면서 자신에게 도움이 되는 항목을 만든다. 그리고 그 항목에 따라 몸을 움직이도록 하지만 몸은 순순히 말을 듣지 않는다. 특히 수고로움이 많은 일, 시간과 노력이 많이 필요한 일, 결과가 구체적이지 않은 일, 결과가 나오기까지 시간이 많이 소요되는 일에는 이런 저런 핑계를 대면서 몸은 반응하지 않는다.

솔직히 몸은 이성의 말을 잘 듣지 않는다. 몸은 마음의 지시만을 따른다. 일체유심조一切唯心造, 모든 것이 마음먹기에 달려있다고 한다. 몸은 마음과 더 친하기 때문에 주로 마음의 이야기에 움직인다. 따라서 당신의 몸이지만 당신의 뜻대로 움직이려면 마음을 달래고 설득하는 작업이 필요하다.

누구나 건강이 중요하다는 사실을 안다. 그래서 운동도 하고 건강에 도움이 되는 습관을 가져야 한다고 생각한다. 하지만 실제로는 '귀찮다, 바쁘다, 시간이 없다, 자신의 스타일이 아니다'라는 이유를 대면서 행동하지 않는다. 마음을 설득하지 못한 것이다. 물론 마음을 설득하지 않아도 되는 사람이 있다. 필자처럼 아파본 경험이 있는 사람들이나 건강 때문에 불편함을 겪어 본 사람들은 자연스럽게 건강에 관심을 가지고 필요한 요소를 찾아서 실천한다. 반면 크게 아파보지 않았거나 불편함을 겪어 보지 않은 사람들은 마음을 설득할 필요가 있다. 마음을 설득할 때 절실함과 미래에 대한 불안을 들여다보면 도움이 된다. 필자의 경우는 스테로이드제를 20년 가까이 사용하면서 그 부작용에 대한 고민이 많았다. 그리고 한 번씩 녹내장이 심해지면 거의 2주 동안 아무 일도 할 수가 없었다. 또한 매년 봄, 가을이면 비염 때문에 고통과 불편함을 이루 말할 수 없었다. 그래서 자연스럽게 건강 정보에 관심을 가지고 하나 둘 실천하게 되었다.

배가 나왔다면 염증이 증가하면서 대사질환(당뇨, 고혈압, 고지혈 등)에 걸릴 확률이 높아진다. 약을 먹고 증상을 억제할 수는 있지만 자신이 좋아하고 먹고 싶은 것을 제대로 먹지 못할 뿐만 아니라 평생 약을 먹으며 부작용을 걱정해야한다.

국립중앙치매센터 2012년 치매 유병율 조사를 보면 치매는 노인 질환의 1위로써 65세 이상 노인 10명 중 1명이 치매고 10명 중 4명이 치매 전 단계인 경도인지장애 증상을 보였다고 한다. 그리고 그 비율은 노인인구가 증가하면서 빠르게 늘어나고 있다. 레이건 전 대통령, 마가렛 대처 영국 수상, 루스벨트 전 대통령, 윈스턴 처칠 영국 수상같은 사람들도 치매에 걸렸다고 하니 '명견만리'에서 언급한 것처럼 치매 사회가 곧 도래할 것 같다. 이런 치매가 다른 사람의 일처럼 느껴진다면 노인요양시설에 가서 치매 환자를 대상으로 한 봉사활동을 권한다. 삶의 질이 어떻게 달라지는지 뼛속까지 느낄 수 있을 것이다.

2015년 우리나라 국민(50,951,727명) 31명당 1명(전체인구대비 3.2%, 남자 2.8%, 여자 3.5%)이 암 치료를 받고 있거나 암 치료 후 생존하고 있다. 특히 65세 이상 노인의 경우는 10명당 1명이 암유병자였으며, 남자는 7명당 1명, 여자는 13명당 1명이 암유병자였다. 우리는 아무렇지 않게 살아가지만 솔직히 여러 가지 대사질환, 치매, 암에 대해서 막연한 두려움을 가지고 있다. 그 두려움을 떨치기 위해서 많은 사람들이 보험을 선택한다. 보험은 발생한 질병을 관리하는데 도움이 되는 아주 유용한 도구다. 하지만 그 문제들을 해결하면서 감수해야 할 경제적 손실, 시간적 손실, 심리적 손실, 인간관계의 손실과 삶의 질 하락은 금전적으로 계산할 수 없을 정도로 크다. 나이가 들면서 생기는 이런 질병을 자연스러운 노화의 현상이라고 말하기도 하지만 질병의 발병 시기가 점점 낮아지는 현상은 우리를 더 고민스럽게 한다. 그래도 다행인 것은 통계상 아픈 사람보다 건강한 사람의 비율이 아직은 더 높다는 점이다.

10명 중 1명이 될까를 걱정하기 보다는 평소 스트레스 관리, 영양관리, 혈액관리에 관심을 가져 보는 것은 어떨까? 막연한 두려움을 버리고 건강에 대한 강한 니즈로 마음을 잘 다독거려보자. 이성과 마음의 균형을 맞출 수 있다면 건강한 습관을 하나 둘 만들고 실천해 나가는 것이 어렵지 않을 것이다.

5대 영양소의
균형

건강을 위해 균형 잡힌 식사를 하는 것은 아주 중요하다. 우리가 움직이고 대사를 하는데 필요한 양질의 혈액 생산의 출발점이기 때문이다. 하지만 현실은 어떨까?

바쁜 일상은 하루 세 끼를 제대로 챙겨먹기가 쉽지 않다. 식사를 할 때는 주로 자신이 좋아하는 음식만 즐겨 먹는다. 그리고 시간이 부족하다보니 편의점 등에서 인스턴트식품을 자주 이용한다. 이런 상황에서 우리는 지방, 탄수화물, 단백질, 비타민, 미네랄의 균형을 맞출 수 있을까?

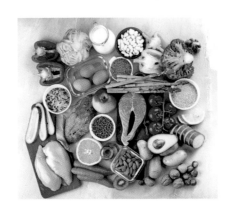

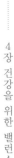

육체노동이 줄어든 반면 정신적 노동이 늘고 스트레스가 많은 일상에서는 칼로리의 필요성이 줄어들고 비타민과 미네랄 같은 미세영양소의 필요성은 더 늘어났다. 하지만 우리가 가장 많이 섭취하는 영양소는 칼로리가 높은 탄수화물이다. 물론 쌀 소비는 줄었지만 라면, 빵, 떡볶이, 과자와 같은 밀가루의 소비가 늘었다. 반면에 비타민과 미네랄의 소비는 오히려 줄었다.

비타민과 미네랄은 미세영양소로써 거대영양소(지방, 탄수화물, 단백질)를 에너지로 바꾸는데 중요한 역할을 한다. 그런데 현대인들은 미세영양소의 부족으로 섭취하는 칼로리를 제대로 에너지화하지 못하고 그대로 몸에 축적하는 경우가 많다. 예를 들어 살을 빼기 위해 운동을 하면 먼저 섭취한 칼로리가 소모되고 이후에는 자신의 지방을 태워서 필요한 에너지를 소모한다. 이렇게 되면 살이 빠진다. 하지만 현실은 열심히 운동을 해도 축적된 지방을 에너지원으로 사용하기 어렵다. 그 이유는 축적된 지방을 에너지로 바꾸는 과정에 미세영양소가 부족하기 때문이다. 따라서 살을 빼기 위해서는 운동과 음식조절 이외에 반드시 미세영양소의 충분한 보충이 필요하다. 단식을 할 때도 비타민과 미네랄을 충분히 공급하면 지방을 적극적으로 태워서 단식의 결과를 높일 수 있다.

219

비타민과 미네랄의 이런 역할보다 더 중요한 것은 단백질과 함께 신체 내 효소 활동에 관여한다는 점이다. 즉 비타민과 미네랄이 부족하면 소화, 흡수, 에너지 대사, 해독, 면역 등에 관여하는 효소를 만들 수 없다. 과식, 스트레스, 공해, 인스턴트의 섭취가 늘어나면서 더 많은 효소들이 필요하지만 비타민과 미네랄의 감소로 필요한 효소를 제대로 만들지 못하는 것이다. 야채와 과일을 잘 챙겨 먹으면 도움은 되지만 필요한 만큼의 영양을 채우기가 쉽지 않다. 농업이 대량 생산체제를 지향하면서 식물들이 햇볕, 바람, 비, 지력을 제대로 받고 자라기보다는 비닐하우스에서 비료로 자란 작물은 생산성과 당도는 올랐지만 영양 밀도는 낮아졌다. 『클린』의 저자 알레한드로 융거는 지난 60년 동안 토마토의 비타민A 함유량은 43%가 줄었고 감자에 들어 있는 비타민C는 57%가 줄었다고 했다. 비타민과 미네랄은 우리 몸에서 정말 없어서는 안 될 미세영양소지만 제대로 대우를 받지 못하는 것이 현실이다.

또 하나, 중요하다고 생각하면서도 제대로 챙기지 못하는 영양소가 있다. 바로 단백질이다. 인간의 신체는 약 70%가 수분이고 고형 성분의 약 20%는 단백질이다. 단백질은 60조 개의 세포 각 1개마다 약 80억 개씩 있다. 여러분들이 잘 아는 콜라겐은 우리 신체를 구성하는 단백질의

3분의 1을 차지하는 가장 많은 단백질의 종류로써 세포와 세포 사이를 메우는 중요한 역할을 한다. 단백질은 뇌와 근육, 뼈와 장기를 구성할 뿐만 아니라 숨을 쉬고 몸을 움직이고 눈으로 사물을 인식하는 생명활동 전체에 관여하고 효소를 만드는 주재료가 된다. 이렇게 중요한 역할을 하기 때문에 우리는 단백질을 잘 챙겨 먹어야 한다고 생각한다.

그런데 우리 몸에는 얼마나 많은 단백질이 필요한 것일까? 단백질 권장 섭취량은 1kg의 체중당 1g이다. 계란 1알에 수분과 기타 영양소를 제외하면 단백질은 약 6~7g이 들었다. 따라서 70kg의 성인이 계란으로 단백질을 보충하려면 하루에 10개 이상을 먹어야 한다. 다행히 우리는 고기뿐만 아니라 유제품, 곡물, 야채 등 다양한 경로로 단백질을 보충한다. 이렇게 섭취한 단백질은 그대로 사용되는 것이 아니라 아미노산이라는 분자단위까지 분리한 후 우리 몸에 필요한 약 10만 종의 다양한 단백질로 재합성된다.

우리나라의 연간 1인당 육류소비량은 51.3kg이라고 한다. 미국(89.7kg)보다는 낮지만 일본(35.5kg)보다는 높은 편이다. 이렇게 고기를 많이 먹는데도 단백질이 부족한 이유는 주로 위와 장의 상태가 좋지 않기 때문이다. 위는 단백

질을 분해하고 장은 단백질을 흡수하는데 이 두 기관의 상
태가 좋지 않으면 섭취한 단백질을 흡수하기 어렵다. 또한
여성이나 노인들 중에는 채식을 선호하거나 경제적 여건
때문에 단백질을 섭취할 기회가 부족한 경우도 있다.

　우리 몸을 구성하고 에너지를 만드는 것은 한두 가지의
영양소로 작동하는 것이 아니라 5대 영양소의 균형으로 이
루어진다. 하지만 사람들마다 직업, 스트레스 정도, 식성이
다르다보니 식사만으로 5대 영양소의 균형을 맞춘다는 것
은 현실적으로 어렵다. 따라서 넘쳐나는 탄수화물을 줄이
고 부족하기 쉬운 비타민과 미네랄 그리고 단백질을 적절
하게 보충해 주면서 5대 영양소의 균형을 맞춰주는 지혜가
필요하다.

에너지 균형
: 운동에너지, 소화에너지, 치유에너지

체내에서 생산된 에너지는 다양한 곳에서 사용된다. 대표적으로 활동에 필요한 운동에너지, 음식을 소화하는 에너지, 손상된 몸을 치유하는 에너지로 활용된다. 여러 용도로 활용되지만 제한된 에너지를 한꺼번에 여러 가지 용도로 사용하기는 쉽지 않다. 또한 한 부분에 많은 에너지를 소모하게 되면 다른 곳에 쓸 에너지가 부족해진다. 이런 경우를 우리 일상에서 쉽게 경험할 수 있다.

음식을 먹고 나서 과도하게 일을 하거나 운동을 하면 소화가 잘 안 된다. 이는 소화에 필요한 에너지가 운동에너지로 분산되면서 소화에 쓸 에너지 부족으로 나타나는 현상이다. 식사를 하고 나면 식곤증이 오는 경우는 에너지가 소화에 집중되면서 다른 시스템을 작동시킬 에너지가 부족한 상태다. 또 봄에 나타나는 춘곤증은 겨울을 지나면서 몸에 축적된 에너지의 양이 다른 계절보다 상대적으로 적은

데 몸이 아침, 저녁의 기온차에 적응하기 위해서 많은 에너지를 소모함으로써 나타나는 현상이다. 결국 전체적인 에너지 부족으로 신체 시스템의 효율이 떨어지는 현상이라고 할 수 있다.

일반적으로 우리는 운동에너지를 사용하고 식사를 하면 소화에너지를 사용한다. 그리고 밤이 되면 낮 동안 상처입고 손상된 몸(세포)을 회복하기 위해서 치유에너지가 작동한다. 하지만 늘 똑같이 에너지를 배분하는 것이 아니라 상황에 따라 제한된 에너지를 우선순위에 따라 사용한다. 그렇다면 여러분들의 에너지 사용의 우선순위는 어떻게 될까? 보편적으로 사람들은 운동에너지를 가장 많이 사용한다고 생각한다. 그런데 현대인들은 생각보다 소화에 많은 에너지를 소모하고 있다. 아침 먹고, 간식 먹고, 점심 먹고, 간식 먹고, 저녁 먹고, 야식을 먹는다. 과식도 문제지만 자주 먹으면 소화와 흡수에 관련된 효소와 호르몬이 쉬지 않고 분비되면서 에너지를 급속도로 소모시킨다. 여기에 운동에너지와 소화에너지를 함께 사용하면 에너지 효율은 더 떨어진다. 결국 자주 먹고 일을 많이 하면 제한된 에너지가 분산되면서 활력이 떨어지고 소화력도 부족해진다. 이 보다 더 심각한 문제는 치유에 쓸 에너지조차 부족하다는 것이다. 늦게까지 야근을 하고 난 다음날 아침, 회식 또는 야식을 즐긴 다음날 아침 자신의 얼굴을 보라. 간밤에 손상된 몸이 회복된 얼굴일까? 아침에 일어났는데도 피곤하거나 하루 종일 피곤함이 어깨를 짓누르고 있다면 이미 치유에너지가 부족한 상태일 가능성이 높다. 이런 날들이 계속되면 결국 만성피로에 시달리고 염증이 증가하면서 염증성 질환이 뒤따라온다.

동물들은 몸이 좋지 않으면 식음을 전폐하고 동굴 속에 들어가서 잠을 잔다. 운동에너지와 소화에너지를 줄여서 모든 에너지를 치유에 집중하는 것이다. 반면 우리는 약으로 증상을 억제하고 몸을 회복하기 위해서 음식을 더 잘 먹는다. 약 덕분에 증상은 호전되지만 몸은 약을 해독하고 음식을 소화하는데 에너지를 집중할 수밖에 없다. 결국 상처 입은 몸을 치유할 에너지가 부족해진다. 동물들처럼 식음을 전폐하고 동굴로 들어갈 필요는 없겠지만 운동에너지와 소화에너지를 줄여서 치유에너지와의 균형을 맞춰주면 어떨까?

간식을 자제하고 소식을 하는 것만으로도 소화에너지를 아낄 수 있다. 진이 빠지게 일하지 말고 적당히 놀고 23시 이전에 잠자리에 들면 운동에너지를 아낄 수 있다. 이렇게 아낀 에너지는 여러분의 상처입은 세포들을 회복하고 재생하는데 사용된다. 우리 몸의 세포는 내외부적 자극으로 매일 상처를 입기 때문에 매일 치유가 필요하다. 이미 건강이 좋지 않다면 『클린』의 저자 알레한드로 융거 박사의 영양 클린을 권할만하다. 일반적인 음식 대신에 고영양의 유동식을 섭취해 줌으로써 소화에너지를 아끼고 대사에 필요한 영양을 메가로 공급하는 방식으로 치유에너지를 극대화하는 프로그램이다.

자율신경계의 균형
: 교감신경과 부교감신경

세상에 인체보다 체계적이고 정교한 자동화 시스템이 있을까? 우리는 호흡, 심장박동, 소화작용과 관련된 소화액 분비와 흡수, 혈액순환, 면역 등을 신경 쓰지 않지만 인체 시스템은 24시간 쉬지 않고 작동한다. 그것도 일률적으로 작동하는 것이 아니라 상황에 맞춰 가장 이상적인 상태를 유지하도록 조절된다. 이는 자율신경계가 대뇌의 지시에 상관없이 자율적으로 몸 안의 균형을 맞춰주기 때문에 가능하다.

자율신경계는 교감신경과 부교감신경이 서로 길항적(한쪽이 촉진이면 다른 쪽은 억제)으로 작동한다. 평소에는 부교감신경이 작동하며 소화, 흡수, 해독, 면역과 같이 몸을 보존하는데 필요한 조치를 취한다. 반면 우리가 어려운 상황 또는 스트레스에 직면하면 교감신경이 작동해서 모든 혈액을 뇌, 심장, 근육에 집중시켜서 문제를 해결한다.

사슴이 풀을 뜯으면서 한가한 시간을 보낼 때는 부교감신경이 작동한다. 하지만 주위에 사자가 나타나면 부교감신경이 줄어들고 교감신경이 극대화 되면서 즉각적인 판단과 행동에 필요한 뇌, 심장, 근육에 혈액이 집중된다. 사자가 사슴을 쫓아오면 사슴은 에너지를 집중하고 있던 근육을 이용해서 안전지대로 이동한다. 이동 후 안전이 확보되면 교감신경이 줄어들고 다시 부교감신경이 작동하면서 소화, 흡수, 해독, 면역과 관련된 기능들이 작동하며 소모한 에너지를 보충하고 손상된 부분을 회복한다.

하지만 우리의 현실은 사슴처럼 교감신경과 부교감신경이 뚜렷하게 구분해서 작동되기 보다는 다양한 스트레스 상황으로 인해서 교감신경이 늘 우위에 있는 경우가 많다. 교감신경이 지나치게 우위에 있으면 혈관이 수축되어 혈액의 흐름이 나빠진다. 또한 부교감신경이 해야 할 소화, 흡수, 해독, 면역 기능을 제대로 수행할 수 없다. 당연히 시간이 지날수록 집중력이 떨어지고 피로가 급속도로 쌓인다. 뿐만 아니라 코르티솔이라는 스트레스호르몬이 근육을 바로 사용할 수 있도록 긴장상태를 유지하는데 이런 상황이 지속되면 근육이 경직되면서 혈액 순환이 나빠진다. 앞에서도 언급했듯이 세포에 영양과 산소를 공급하는 모세혈관은 근육 사이에 있기 때문에 근육이 경직되면 세포는 영양과 산소를 제대로 공급 받지 못한다.

그렇다면 교감신경보다 부교감신경이 더 중요할까? 답은 제목에서 알 수 있듯이 교감신경과 부교감신경의 균형이 중요하다. 매일 따뜻하고 멋진 바닷가에서 쉴 수 있는 사람은 부교감신경이 우위에 있기 때문에 무기력해질 수 있다. 반면 열심히 일한 당신이 가끔 들르는 바닷가의 쉼은 부교감신경을 집중적으로 활성화 시켜서 부족했던 에너지를 단시간에 충전시켜준다.

우리가 가진 문제를 해결하는데 모든 에너지를 집중하게하는 교감신경과 부족한 에너지를 채우고 손상된 부분을 보수하는 부교감신경은 자율적으로 작동한다. 하지만 그 균형까지 자동으로 맞춰주지는 않는다. 자율신경은 신체가 주는 신호에 따라 작동하는데 장시간의 스트레스 상황은 부교감신경으로의 전환을 더 어렵게 하고 있다. 따라서 의도적으로 스트레스 상황을 해제할 수 있는 신호를 신체에 줌으로써 부교감신경과의 균형을 맞출 필요가 있다.

일반적으로 스트레스를 받거나 집중을 하면 호흡이 짧아지고 같은 자세로 오래 있다보면 근육이 경직된다. 물론 얼굴 근육도 경직된다. 이런 신호에 반대되는 신호를 주면 부교감신경을 활성화 할 수 있다. 이는 앞에서 언급했듯이 스트레스를 해제하는 방법과 같다. 호흡으로 목 주위에 있는 압수용체를 작동 시켜서 부교감신경을 활성화 한다. 들숨에 팔을 벌리고 날숨에 팔을 모으면서 심호흡을 하면 도움이 된다. 그리고 웃으면 신체는 스트레스 상황이 종료되었다고 판단하고 부교감신경을 활성화한다. 힘들 때 짜증날 때마다 웃다보면 오해를 받기도 하지만 자율신경계의 균형을 유지하는데는 도움이 된다. 또 스트레칭과 같은 운동으로 긴장된 근육을 풀어주면 신체는 긴급 상황이 종료되었다는 착각을 하게 된다. 목, 어깨, 특히 등을 풀어주면 시원함을 느낄 수 있는데 이는 혈액 순환이 원활해지면서 나타나는 현상이다.

웃으며 호흡하고 웃으며 스트레칭을 해보라. 작은 실천이지만 삶의 변화를 경험 할 수 있을 것이다.

칼로리밸런스와
영양밸런스

　매스컴에서는 영양과잉의 시대를 논하며 적당히 먹으라고 한다. 하지만 실제로는 칼로리 과잉의 시대이며 비타민과 미네랄 같은 미세영양소는 결핍인 시대다. 우리가 먹는 일반적인 식사만으로는 영양밸런스를 맞추기 어렵다. 여기에 다이어트를 고려해서 칼로리를 낮추려는 노력이 더해지면 영양밸런스는 급속도로 무너지고 있다.

　다이어트를 위해서는 운동과 더불어서 칼로리 제한이 꼭 필요하다. 칼로리를 제한하면 부족한 칼로리를 얻기 위해서 기존의 지방을 태우는데 이 과정에서 살이 빠진다. 하지만 칼로리를 제한하는 과정에서 미세영양소까지 결핍되는 경우가 많다. 여러 번 언급했지만 미세영양소가 부족하면 탄수화물과 체지방을 에너지화하기 어렵고 단백질과 호르몬 합성의 제한으로 신체대사가 불안정해진다. 이런 상태에서 다이어트가 끝나고 음식이 들어오면 세포들은 영양밸런스의 균형을 맞추기 위해서 과도하게 영양을 흡수한다. 이때 칼로리도 함께 흡수 된다. 그리고 불안정한 세포는 혹시라도 있을 결핍상태를 대비해서 흡수한 영양소를 사용하기 보다는 축적만하고 잘 사용하지 않게 된다. 이런 요요 현상을 겪지 않으려면 칼로리를 제한하더라도 미세영양소를 안정적으로 공급해 주어야 한다. 또한 다이어트가 끝났더라도 세포들을 안정화시키기 위해서 한동안 영양소를 충분히 공급해 주어야 한다. 그래야만 세포들이 불안해하지 않으며 들어오는 영양소를 축적하지 않고 정상적인 대사에 사용하게 된다.

평소에 식사를 제대로 챙겨 먹지 않아도 영양밸런스가 깨진다. 식사를 한두 끼 거르면 과잉된 칼로리를 낮춰서 몸을 가볍게 할 수 있다. 하지만 식사와 함께 제공되던 미세영양소조차 공급받지 못하게 된다. 끼니를 자주 거르면 한 번에 폭식하는 경우가 생긴다. 영양 결핍이 일정 수준으로 떨어지면 몸은 그 부족분을 채우기 위해서 많은 양의 음식을 한꺼번에 끌어당기는 것이다. 하지만 많이 먹는다고 부족한 영양을 한 번에 채우기는 쉽지 않다. 장과 세포가 한 번에 받아들일 수 있는 양이 제한되기 때문에 일정한 양의 영양을 꾸준히 공급해 주는 것이 좋다.

신체는 생존을 위해서 세포가 사용할 충분한 양의 칼로

리와 영양을 흡수 한다. 그리고 세포가 사용하고 남은 탄수화물을 지방으로 바꿔서 간, 복부, 허리, 허벅지, 팔 등에 저장하고 비타민과 미네랄은 뼈와 근육에 저장한다. 비타민과 미네랄은 평소에도 부족하기 때문에 크게 신경 쓸 필요가 없지만 과잉된 탄수화물은 단시간에 체지방을 늘리는데 기여한다.

운동을 열심히 하거나 약을 오래 복용하는 경우도 영양밸런스를 나쁘게 한다. 운동을 하면 많은 양의 에너지를 소비하는데 이 때 에너지 생산에 필요한 미세영양소도 엄청나게 소모된다. 미세영양소를 보충해 주지 않으면 운동 후 발생한 활성산소 제거와 근육과 손상된 세포의 회복이 늦어질 수 있다. 약을 복용할 때 위를 보호하기 위해서 위장약이 포함된 경우가 있다. 이는 위산을 약하게 해서 단백질과 미네랄의 소화를 어렵게 한다. 또한 간이 약을 해독하는 과정에서 미세영양소의 소모가 높아져 대사에 필요한 영양소가 부족해진다.

과잉된 칼로리밸런스를 가장 쉽게 맞추는 방법은 탄수화물을 줄이는 것이다. 밥, 떡, 라면, 빵, 피자, 햄버거, 과자 등 이렇게 맛있는 것을 줄이는 것이 쉽지는 않겠지만 줄여야 한다. 단 활동량을 고려해야 한다. 대부분 몸이 필요로

하는 탄수화물보다 많은 양을 섭취해서 문제가 발생하기 때문에 탄수화물 제한을 권한다. 하지만 과도하게 탄수화물을 제한하면 기력이 부족해지고 근육 형성이 어려울 수 있다. 따라서 자신의 체지방량과 활동량 또는 운동량을 고려해서 탄수화물의 양을 조절해야 한다.

영양밸런스, 즉 미세 영양소는 늘 부족하다. 미세 영양소가 부족하면 적게 먹어도 살이 찌고 해독이 잘 되지 않고 늘 피곤하다. 부족한 미세 영양소를 채우기 위해서 한국영양학회에서는 남자는 야채 7접시, 과일 3접시를 먹어야 하고 여자는 야채 7접시, 과일 2접시를 먹야 한다고 한다. 우리는 소가 아니다. 그리고 이렇게 먹을 시간도 여력도 없다. 결국 영양밸런스를 유지하기 위해서는 9~10접시의 야채와 과일을 먹거나 식품보조제를 선택할 수밖에 없는 것이 현실이다.

심리적 안정
– 균형된 영양
– 적절한 운동의 균형

건강이 좋지 않은 사람이 비타민C를 고용량으로 복용하면 피로도가 감소하고 활력이 넘친다. 운동을 하지 않던 사람이 운동을 하면 소화가 잘되고 활력이 증가하고 잠도 푹 자게 된다. 늘 잠이 부족한 사람은 잠만 잘 자도 혈색이 달라지고 에너지가 충전된다. 이들은 각자 비타민이 최고다, 운동이 최고다, 잠이 보약이라며 자신의 경험을 주장한다. 이들의 행위는 모두 건강에 도움이 되는 행위지만 상호 보완적 요소를 고려해야 한다. 건강 게이지는 앞에서도 언급했듯이 심리적 안정–균형된 영양–적절한 운동의 균형에 의해서 완성되기 때문이다.

심리적 안정은 직접적으로 대사에 관여하지는 않지만 자율신경(교감신경과 부교감신경)의 균형을 맞춰서 신체의 원활한 대사 진행을 가능하게 한다. 만약 심리적으로 불안하면 몸은 교감신경을 작동시켜 몸을 전투 상황으로 만들어 버린다. 분명 우리가 치열한 삶을 이겨내기 위해서 이런 시스템은 꼭 필요하지만 장시간의 작동은 영양 공급, 대사, 면역 등에 악영향을 미칠 수 있다. 따라서 심리적 안정을 위해서 늘 긍정적 사고를 하고 스트레스를 관리가 필요하다. 그리고 충분한 수면을 취하면 심리적 안정에 많은 도움이 된다. 반면 막연한 긍정과 스트레스의 회피는 발전과 성장을 저해할 수 있고 과도한 수면은 신체를 무기력하게 만든다. 따라서 이런 심리적 균형을 적절하게 유지하기 위해서는 먼저 자신이 상태를 살피는 여유가 필요하다.

균형된 영양의 섭취는 세포에게 공급할 양질의 혈액을 생산하는 가장 기본적인 활동이다. 우리가 먹는 음식의 대부분은 칼로리가 높고 미세영양소의 밀도가 낮다. 그 결과 하루 세끼를 열심히 먹어도 기력이 부족하고 살만 찌는 경우가 있다. 체중이 늘어나고 있다면 탄수화물의 양을 줄여야 한다. 충분한 식사를 하는데도 기력이 부족하거나 피곤하거나 회복력이 떨어진다면 비타민과 미네랄 같은 미세영양소의 비율을 올려야 한다. 특히 면역력이나 회복력이 떨어진 환자나 만성피로가 있는 사람은 영양 밀도가 높은 음식을 섭취하면 도움이 된다. 물론 하루 권장량이라는 개념에서 보면 일정량만 먹으면 된다고 생각할 수 있다. 하지만 신체는 상황에 따라 영양소의 소모량이 다르다. 활동량이 많거나 스트레스 강도가 높으면 몸은 더 많은 에너지가 필요로 한다. 또한 약을 복용하거나 봄가을 일교차가 심하면 몸을 해독하고 체온을 유지하는데 더 많은 에너지가 사용된다. 이런 다양한 상황을 인지한 신체는 간과 근육에 저장된 영양을 상황에 따라 적절하게 사용하지만 결핍 상태에서는 필요한 영양을 효과적으로 공급하기 어렵다. 따라서 평소에 자신의 컨디션과 체중을 잘 살펴서 영양의 결핍이 일어나지 않도록 균형된 영양 공급에 관심을 가져야 한다.

적절한 운동은 대사를 촉진하고 혈액순환에 도움이 된다. 그렇다고 모든 운동이 좋은 것은 아니다. 자신의 건강 상태와 근력 상태를 고려해서 목적에 맞는 운동 종목을 선택하고 강도를 조절해야 부상 없이 건강을 증진할 수 있다. 그렇다면 적절한 운동에는 어떤 것이 있을까? 나이가 많고 기력이 부족하고 몸이 차서 순환이 잘 되지 않고 운동에 익숙하지 않다면 대사를 촉진하는 운동이 좋다. 요가, 스트레칭, 국민체조 등을 추천한다. 기초 체력이 필요한 사람은 유산소 운동이 포함된 운동을 하면 기초 체력과 지구력을 기를 수 있다. 멋진 몸을 만들고 싶다면 근력 운동을 통해서 바디라인을 디자인 할 수 있다. 이런 모든 것이 복잡하다면 스쿼트나 팔 벌려 뛰기, 만보 걷기를 추천한다. 하체 운동을 통해서 대사를 촉진하고 기초체력을 기르는데 도움이 된다.

심리적 안정은 비용이 들지 않고 마음만 먹으면 언제 어디서든 쉽게 실천 할 수 있다. 하지만 라이프스타일과 사고방식을 바꿔야 하기 때문에 실천이 생각보다 쉽지 않다. 균형된 영양의 섭취는 비용이 들지만 아주 효과적인 방법이다. 물론 식습관을 바꿔야 하는 문제로 어려워하는 경우가 종종 있다. 적절한 운동은 남는 시간에 운동을 하겠다는 생각을 버리고 시간을 만들어서 운동을 하겠다는 생각을 해야 한다.

이 세 가지를 한 번에 실천하면 가장 좋지만 자신의 상황을 고려해서 하나씩 실천해 보자. 실천이 늘어날수록 점점 더 건강해지는 자신을 발견할 것이다. 하지만 한두 가지의 실천은 분명한 한계가 있음을 알아야 한다. 심리적 안정은 정상적인 대사가 될 수 있는 환경을 만들어 주지만 세포가 활동하고 치유하는데 필요한 영양은 제공할 수 없다. 균형된 영양은 양질의 혈액을 생산하지만 세포에게 전달하지는 못한다. 운동은 대사를 촉진하고 혈액 순환을 가속화하지만 세포에게 필요한 영양을 생산할 수 없다.

따라서 심리적 안정을 통해서 안정적인 대사가 가능하도록 환경을 만들어 주고 균형된 영양을 통해서 세포에게 필

요한 영양을 생산하고 운동으로 대사를 촉진해서 혈액 순
환을 가속화하는 조화가 필요하다.

습관의
균형

우리는 살아가면서 저마다의 습관을 가지고 살아간다. 그리고 그 습관 덕분에 지금의 내가 존재한다고 해도 과언이 아니다. 즉 현재의 우리는 과거의 습관으로 만들어진 존재이며 미래의 우리는 현재의 습관으로 만들어진다.

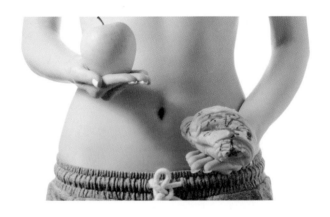

건강도 이와 같아서 좋은 습관이 많으면 건강하고 반대로 나쁜 습관이 많으면 건강이 나쁘다. 그렇다고 건강에 좋은 습관만을 실천하고 나쁜 습관을 모두 버려야 한다는 것

은 아니다. 분명 일찍 자고 일찍 일어나고, 나쁜 것을 먹지 않고 좋은 것만 먹으면서 운동하면 건강에 도움이 된다. 하지만 이렇게 살 수 있는 사람이 얼마나 될까? 우리는 건강하게 살고 싶지만 성직자처럼 살기를 원하지는 않는다.

사회생활을 하다보면 사람들과 음주를 할 때도 있고 맛난 고기로 저녁 늦게까지 회식을 할 때도 있다. 달고 짜고 맵고 기름진 음식을 먹다보면 스트레스도 풀리고 심지어는 행복을 느낄 때도 있다. 살아가면서 이런 즐거움과 재미를 놓치는 것은 억울한 일이다. 이렇게 행복한 시간을 오래 보내기 위해서는 나름의 관리가 필요하다. 몸에 해로운 것을 먹었으면 해로운 것들을 처리할 수 있는 시간과 필요한 영양을 보충해 주는 것이다. 즉 고칼로리 음식으로 회식이나 과식을 했다면 다음 끼니를 가볍게 먹음으로써 칼로리 밸런스를 맞춰줘야 한다. 또한 음주를 했다면 물과 미세영양소를 충분히 섭취하고 숙면하면 몸을 해독하는데 도움이 된다. 스트레스를 받았다면 스트레칭으로 경직된 근육을 풀어주면 컨디션을 향상할 수 있다.

건강에 부정적인 습관을 상쇄하고 남을 만큼의 좋은 습관이 있다면 분명 건강한 삶을 살 수 있다. 따라서 자신의 라이프스타일을 살펴서 자신의 목적 또는 문제를 해결할 수 있는 건강 습관을 만들어 보는 것은 어떨까? 물론 한 번에 좋은 습관을 모두 실천하기는 어렵다. 우선 자신의 문제를 해결하는데 가장 도움이 되는 습관을 선정해서 하나씩 실천해 보자. 필자의 경우는 칼로리를 낮춰서 출렁거리는 뱃살을 빼고 녹내장과 비염을 개선하는 것이 최대 목표였다. 그래서 필요한 건강식품을 먹으면서 간헐적 단식, 간헐적 운동을 실천하며 소소한 습관들을 하나씩 늘려가면 나름 원하는 결과를 얻을 수 있었다.

누군가는 그렇게 귀찮고, 골치 아프게 살아야 하냐고 묻는다. 기대 수명이 100세를 넘어 가면서 이제 사람들은 오래 사는 것보다 건강하게 살기를 원한다. 자신이 만나고 싶은 사람들을 자유롭게 만나고 함께 맛난 음식 또는 술한 잔을 하면서 함께 시간을 즐기고 싶어 한다. 또한 자신이 하고 싶은 여행, 공부, 취미생활을 원한다. 하지만 현실은 몸이 좋지 않아서 짜고 맵고 기름진 음식을 자제해야 하는 사람들이 많다. 그리고 만성염증과 체지방으로 여러가지 대사질환과 고통 때문에 약을 달고 살면서 제대로 거동조차 힘들어 하며 불편과 고통을 호소하는 경우가 늘어나고 있다. 이런 삶이 시작되면 늦다. 현재 건강할 때 조그만 불편함이 시작될 때 긍정적인 습관을 하나 둘 실천한다면 보다 건강한 삶을 살아 갈 수 있다.

자신이 아는 건강 습관이 없다면 다양한 채널 또는 다음 장에 나오는 건강 습관들 중에서 자신의 목적과 불편함을 해결하는데 도움이 되는 습관을 한두 가지 선택해서 실천해 보는 것은 어떨까? 작은 실천이지만 미래의 건강을 결정하는 중요한 씨앗이 될 것이다.

　　불치병은 없다. 다만 불치의 습관이 있을 뿐이다.
　　　　　　　　　－『의사의 반란』의 저자 신우섭

유병장수의 시대, 무병장수를 위한

건강 인문학

5

악순환의 고리 끊기

악순환에서 선순환으로 전환

아침에 늦게 일어나면 아침 식사를 늦게 하거나 거르면 서 식사가 불규칙해 진다. 또한 일찍 일어났을 때보다 활용할 수 있는 시간이 줄어들면서 하루가 바쁘다. 시간이 부족해서 일이 쌓이면 늦은 밤까지 일을 해야 하고 결국 또 늦게 잠이 든다. 물론 다음날 아침도 피로 때문에 일찍 일어나는 것이 쉽지 않다.

운동을 하지 않으면 근육이 줄어들고 기초대사량이 떨어진다. 이렇게 되면 칼로리를 제대로 소비하지 못하기 때문에 체중이 늘어난다. 늘어난 체중은 피로를 높이고 근골격계에 부담을 준다. 시간이 갈수록 근육은 살로 바뀌고 당뇨, 고혈압, 고지혈과 같은 대사 질환에 노출될 가능성이 높아진다.

『뼈는 거짓말하지 않는다』의 저자 박진영은 단백질과 칼슘이 부족하면 골수가 부족해진다고 했다. 그러면 골수의 혈액 생산이 제한되고 혈액 부족으로 혈액순환이 제대로 되지 않는다고 한다. 또한 『황제내경』에서는 골수는 위로는 뇌수, 아래로는 정액의 근원이기 때문에 골수가 부족하면 이명, 어지러움, 정액의 부족으로 나타날 수 있다고 했다.

　이런 악순환들은 우리에게 다양한 불편함을 주고 심지어는 악순환 속에서 질병이 싹튼다. 건강과 성장을 위해서 악순환을 선순환으로 바꿔보는 것은 어떨까? 악순환은 부정적인 행동에서 출발하고 그 행동이 습관화 되면서 악순환이 시작된다. 따라서 악순환의 고리를 끊고 선순환으로 나아가기 위해서는 부정적인 습관을 버리고 긍정적인 습관을 더해야 한다. 하지만 부정적인 습관을 버리는 것이 쉽지 않다. 그렇다면 부정적인 습관을 상쇄할 만큼의 긍정적인 습관을 만들어 보면 어떨까? 고인이 된 샘표의 박승복 회장은 과음과 과로를 했지만 식초를 즐겨 마신 덕분에 건강을 유지할 수 있었다고 한다. 또한 지인은 잦은 회식과 과음에도 몸매를 유지하는데 그녀는 365일 매일 아침을 조깅으로 시작한다. 이처럼 부정적인 습관을 상쇄할 만큼의 강력하고 긍정적인 습관이 있다면 악순환의 고리를 끊어 낼수 있지만 강한 결단과 의지가 필요하다.

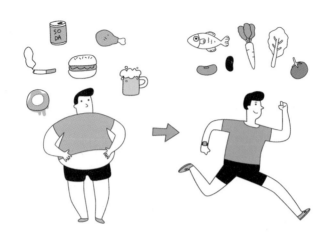

점진적으로 악순환을 선순환으로 바꾸고 싶다면 먼저 현재 자신이 가지고 있는 습관을 파악해야 한다. 수면습관, 식습관, 업무스타일, 운동, 인간관계와 관련된 다양한 습관들을 나열하고 좋은 습관과 나쁜 습관으로 나눈다. 그리고 좋은 습관은 발전시키고 나쁜 습관을 줄여 나가면 우리 삶을 선순환으로 전환할 수 있다. 여기서 중요한 것은 좋은 습관을 만드는 것보다 나쁜 습관을 줄이는 것이 더 중요하다. 즉 좋은 영양제를 챙겨 먹는 것보다 담배를 피우지 않는 것이 더 좋고 다이어트를 하기보다 과식과 야식을 끊는 것이 더 중요하다.

신약성경 마태복음 25장 29절에 마태효과에 대한 내용이 나온다. "무릇 있는 자는 넉넉하게 되고 없는 자는 있는 것도 빼앗기리라." 이 이야기는 빈익빈 부익부貧益貧 富益富 현상을 이야기할 때 사용하지만 습관의 중요성을 이야기 할 때도 다음과 같이 활용할 수 있다. "무릇 좋은 습관이 있는 자는 넉넉하게 되고 없는 자는 건강과 삶을 빼앗기리라."

현재 자신의 문제를 악화시키는 악순환이 반복되고 있다면 용기를 내어 그 고리를 끊고 건강한 선순환의 고리를 만들어 보는 것은 어떨까?

아픈 원인
탐구하기

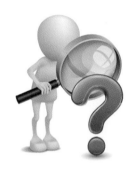

　　　　　　　인류는 어떤 문제가 발생하면 그
문제를 일으킨 원인을 분석하고 제
거하면서 발전했다. 원인을 제거
하지 못하면 똑같은 문제가 반복적
으로 발생하지 않기 때문이다. 우
리는 이런 합리적인 사고를 가지
고 있으면서도 건강 문제에 대해서만은 원인을 찾아 제거
하려는 노력을 하지 않는 경우가 많다. 감기에 걸리고 염증
이 증가하고 몸 여기저기가 불편하면 원인을 찾기 보다는
병원으로 달려가서 진료를 받고 약을 먹는다. 간혹 의사에
게 그 원인을 물어보면 바이러스, 스트레스, 추워진 날씨,
미세먼지 등과 같은 이야기를 한다. 의사가 처방한 약이 이
런 증상들의 원인을 어떻게 제거하고 증상을 완화하는 것
일까? 궁금하지 않은가?

얼마 전 만난 지인은 주기적으로 대장 내시경을 하고 매번 용종을 몇 개씩 제거한다고 한다. 용종이 생기는 원인을 모르니 반복적으로 용종이 생기는 것이다. 용종이 여드름도 아닌데 제거가 어렵지 않다며 너무 쉽게 생각하는 듯해서 걱정스러웠다.

의사들이 병의 원인을 정확하게 안다면 분명 우리를 건강하게 치료해 줄 것이다. 그런데 『의사의 반란』의 저자 신우섭은 두꺼운 의학 전공서적에 나오는 수많은 질병들 대부분에서 '병인病因을 모른다'는 문장이 나온다고 했다. 또한 약사 공부를 하는 지인의 딸도 공부를 하면서 의아하게 생각되었던 점이 있었다고 한다. 전공 서적에서 병에 대한 설명과 증상, 그리고 그 증상을 해결하기 위한 약에 대한 설명은 있는데 병의 원인과 그 원인을 치료하는 약이 없는 경우가 많았다는 것이다. 이게 무슨 의미일까?

좋은 의사를 만나서 병의 원인을 정확하게 진단하고 근본적인 원인을 제거할 수 있다면 당신은 명의와의 만남을 기뻐해야 한다. 반면 증상만을 줄이는 약만을 처방해 준다면 당신이라도 병의 원인을 탐구해야 한다. 의사도 못하는 것을 어떻게 할 수 있을까라는 의문을 던질 수 있다. 어쩌면 의사는 찾지 못하지만 당신은 병의 원인을 찾을 가능성이 높다. 병, 특히 만성질환은 주로 식습관과 생활습관에서 오는 경우가 많기 때문에 당신의 식습관과 생활습관을 살펴보면 병의 원인을 찾을 수 있다. 필자의 경우 비염의 원인은 어렵지 않게 찾았지만 녹내장의 원인을 찾을 수 없어서 수년을 고민했다. 그 결과 우연하게 내가 가진 작은 습관이 녹내장의 원인이지 않을까라는 생각이 들어서 그 습관을 바꾸자 눈이 훨씬 좋아졌다.

건강한 삶을 원한다면 먼저 아픈 원인을 찾아보자. 자신의 식습관과 생활 패턴을 살펴보고 아플 때와 건강할 때의 차이를 살펴보자. 이렇게 증상의 원인을 궁금해 하고 스스로에게 질문하는 습관을 만들어보자. 처음부터 답을 찾기가 쉽지는 않겠지만 스스로를 잘 관찰해보고 필요한 건강책을 읽다보면 병의 원인을 찾을 수 있을 것이다.

03

긍정적으로
사고하기

  큰 습관 몇 가지로 자신을 바꾸는 것이 좋을지는 모르나 변화의 충격을 감당하기가 쉽지 않다. 그래서 우리는 작고 소소한 건강 습관을 추천하고 하나씩 늘려 보길 권한다. 이 때 긍정적인 사람은 자신이 실천 가능한 습관을 선택해서 작은 변화가 나를 조금 더 건강하게 만들어 줄 거라는 믿음을 가지고 실천한다. 그리고 적응이 될 때마다 습관을 하나씩 늘려 간다. 반면 부정적인 사람들은 효과가 클 것 같은 습관을 선택해서 실천하면서 "힘들다, 피곤하다"는 투덜거림을 멈추지 않는다. 어느 쪽이 더 건강해질까?

  어떤 여성이 몸이 아파서 병원을 찾았다. 병원에서는 스트레스로 인한 신경성질환이라고 했다. 긍정적인 사람은 자신의 스트레스를 해결하기 위해서 스트레스를 일으키는 요소와의 접촉을 줄이고 스트레스를 해소하기 위해서 운동을 하거나 명상을 선택한다. 또한 스트레스에 저항력을 높이기 위해서 체력과 면역력에 신경을 쓴다. 반면 부정적인 사람들은 자신에게 스트레스 준 사람들을 떠올리며 그들을 원망한다. 그리고 그들에게 당신들 때문에 내가 아프다며 그들의 변화를 요구한다. 문제를 해결하는데 어떤 것이 더 효과적일까?

긍정적인 사람은 문제의 답을 자신에게서 찾지만 부정적인 사람은 다른 사람 또는 환경에서 그 해답을 찾는다. 그리고 늘 불만을 늘어놓으며 자신은 피해자라고 우긴다.

작은 실천이 긍정적 사고를 만나면 몸과 마음의 협조를 얻을 수 있다. 반면 부정적 사고는 몸과 마음의 협조를 얻기 어렵다. 그래서 조언을 할 때도 긍정적인 사람에게는 여러 가지 조언을 열심히 하지만 부정적인 사람에게는 필요한 답변만 간단하게 하는 경우가 많다.

자신을 위해 작은 건강 습관의 실천을 결심했다면 긍정적인 마음으로 자신을 믿고 더 멋지고 더 건강한 나 자신을 상상하면서 매일 실천해 보자.

그 시작은 미약하나 그 끝은 창대하리라.

– 욥기8장

04

웃으면 복도 오고
건강도 온다

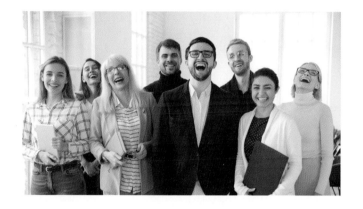

『고혈압은 병이 아니다』의 저자 마쓰모토 미쓰마사는 웃음은 혈압과 혈당을 떨어뜨리고 NK세포를 활성화해서 면역력을 상승시키고 스트레스를 완화하고 부교감신경을 작동시킨다고 했다. 웃음은 실없어 보인다는 부작용만 극복할 수 있으면 언제 어디서든지 활용 가능한 최고의 명약이 분명하다. 그런데 우리는 이런 훌륭한 명약을 얼마나 자주 활용하고 있을까? 하루에 몇 번이나 웃고 있을까? "웃을 일이 있어야지 웃지"라고 말하는 사람도 있다. 솔직히 웃을 일이 있어서 웃는 사람이 얼마나 될까? 필자도 하루 종일 글을 쓰고 잡다한 일을 하다보면 웃을 일이 없다. 반복된 일과 부족한 머리를 쓰면서 일을 하다보면 옆에 있던 아내는 왜 그렇게 인상을 쓰고 있냐고 묻는다. 나도 모르게 인상을 쓰고 있었던 것이다.

웃음의 가치를 알게 되면서 힘들 때, 화날 때, 짜증날 때마다 웃기 시작했다. 『유머손자병법』의 저자인 최규상 소장님처럼 호탕하게 웃지는 못하지만 입을 최대한 가로로 찢어서 웃는다. 물론 가장 좋은 방법은 3분 동안 큰 소리를 내면서 웃는 것이다. 이렇게 웃으면 운동효과까지 얻을 수 있다. 예전에 직장에서 아침 회의를 시작할 때마다 이렇게 웃으면서 시작한 적이 있다. 회의 분위기도 좋아지고 여러 가지 이점이 있었지만 부담스러운 눈길과 어색함 때문에 지속하지는 못했다. 큰 소리로 웃든지 필자처럼 소심하게 웃든지 오늘부터 웃기를 시작해 보는 것은 어떨까?

나이 마흔이 되면 자신의 얼굴에 책임을 져야 한다고 한다. 삶의 과정이 얼굴에 나타나기 때문이다. 그런데 삶의 과정이 어떻게 얼굴에 나타나는 걸까? 웃는 얼굴, 화내는 얼굴, 무표정한 얼굴, 행복한 얼굴들은 각각의 얼굴선이 있다. 이런 얼굴의 선이 쌓여서 얼굴에 희로애락喜怒哀樂의

흔적을 남기는 것이다. 삶을 힘들게 살았다고해서 굳이 얼굴에까지 그런 삶을 광고할 필요가 있을까? 자주 웃어 주면 얼굴과 뇌는 현재에 만족하고 즐겁다고 착각을 한다. 그리고 시간이 지나면 정말 즐거운 마음과 함께 매력적인 얼굴을 가질 수 있다.

이 밖에도 웃음은 근육을 이완하고 긍정적인 에너지를 끌어당긴다고 한다. 돈도 시간도 노력도 크게 들지 않는 웃음으로 더 건강하고 더 멋진 사람이 되길 기대해 본다.

05
소금
가글하기

아침에 일어나면 입안이 텁텁하다. 몸속에서 올라온 냄새와 구강 내 세균이 뒤섞여 입냄새가 난다. 우리는 졸린 눈을 비비고 일어나 입을 헹구거나 양치질을 한다. 어떤 분은 일어나자마자 먹는 물이 건강에 좋다면서 물을 마시는 분도 있다. 몸속에서 올라온 냄새와 세균이 가득한 입으로 물을 마시면 냄새와 세균이 물에 녹아서 몸에 흡수될 수 있다. 입을 헹구지 않고 마시는 물은 그렇게 좋은 선택이라고 할 수는 없다.

그렇다면 건강하고 상쾌한 아침을 위해서 가글과 양치질 중 어떤 것으로 시작하는 것이 좋을까?

먼저 가글은 화학적인 액체다. 광고에서는 색소도 빼고 인체에 안전한 성분으로 만들었다고 강조한다. 성분표에 있는 안전하다고 강조하는 화학성분들을 보면서 정말 안전할까라는 의구심이 드는 것은 왜일까? 오랜 경험에 비춰

볼 때 안전하다는 화학적 제품들이 시간이 지나면서 그 유해성이 드러난 경우가 많아서 일까? 어쨌든 오랜 경험 때문인지 이름 모를 화학 성분들이 즐비한 가글에 손이 잘 가지 않는다. 특히 알코올이 들어간 가글을 자주 사용하면 입마름의 부작용이 발생할 가능성이 높다.

아침에 일어나서 양치질하고 식후 세 번의 양치질 그리고 잘 때 양치질을 열심히 했더니 이가 시렸다. 치과를 찾으니 치아가 마모 되었다고 한다. 그 후에는 양치질을 부드럽게 식후 세 번만 한다. 나만의 경우일지 모르나 아무리 강한 치아라도 하루 다섯 번의 양치질을 하다보면 치아가 손상될 가능성이 높아진다. 여기에 치약에 들어 있는 파라벤, 트리클로산, 불소, 합성계면활성제가 건강에 그렇게 유익하지는 않다. 특히 양치질을 하고는 입안을 잘 헹구지 않는 필자 같이 철없는 어른이나 아이들은 미량의 치약을 알게 모르게 매일 섭취하게 된다. 또한 입안의 점막은 분비와 흡수를 함께 하는 기관으로써 삼키지 않더라도 소량이지만 화학물질들이 구강점막을 통해서 지속적으로 흡수된다. 한 두 번이면 괜찮을지 모르나 매일 소량이 누적되어 수년 또는 수십년이 지나면 어떻게 될까?

그렇다면 가장 안전한 방법은 무엇일까? 소금 가글을 추천한다. 소금은 고대로부터 지금까지 자연 방부제의 역할과 항균의 효과가 탁월하다. 매일 아침, 저녁으로 소금 가글을 하면 목마름 같은 부작용과 화학물질에 대한 부담감 없이 입안을 깔끔하게 할 수 있다. 특히 감기 기운이 있을 때, 구내염이 있을 때 사용하면 아주 효과적이다. 어떤 한 의사는 소금물의 농도를 혈액의 염도와 같은 0.9% 맞춰주라고 하는데 마시는 것이 아니기 때문에 짠기를 조금 느낄 정도로 사용하면 된다. 조그만 통에 소금을 담아 다니면 언제든지 가글이 가능하고 없으면 식당에서 소금을 조금 얻어도 된다. 경제성, 편의성, 안정성, 효과성 차원에서 이보다 좋은 가글이 있을까?

– 건강의 비법은 아주 가까이 소박한 곳에 있다. –

아침, 저녁 스트레칭

아침에 일어나면 정신이 몽롱하고 온몸이 뻐근하다. 이럴 때 스트레칭을 하면 온몸의 근육이 이완되고 혈액순환이 촉진되면서 정신을 차리는데 도움이 된다. 또한 혹시라도 출근이나 등교할 때 발생할 수 있는 부상으로부터 몸을 보호할 수 있다. 즉 근육이 경직된 상태에서 넘어지는 경우와 근육이 이완된 상태로 넘어지는 경우 부상의 정도가 달라질 수 있다는 것이다.

저녁에는 하루 종일 받은 스트레스로 인해서 근육이 경직된 무거운 몸으로 잠자리에 드는 경우가 많다. 스트레스로 근육이 경직되면 혈액순환의 제한으로 회복이 늦어질 수 있다. 이럴 때 스트레칭을 해주면 근육이 이완되어 혈액순환이 잘 된다. 뻐근한 몸으로 자는 것보다 세포에게 영양과 산소를 원활하게 공급해서 낮 동안 손상된 세포를 효과적으로 재생할 수 있다.

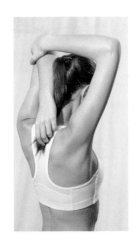

보통 스트레칭으로 30분정도 온몸을 풀어 주는 것이 좋다. 하지만 필자처럼 게으른 사람이나 바쁜 사람에게는 쉬운 일이 아니다. 그래서 필자는 한번에 10분 내외의 스트레칭을 추천한다. 가장 부담없는 시간이기 때문이다. 스트레칭 부위도 뇌와 오장육부의 혈액 순환과 자율신경에 영향을 주는 목, 어깨, 등을 중심으로 해 준다. 인터넷이나 유튜브에 있는 목, 어깨, 흉추를 풀어주는 스트레칭을 찾아서 동작들을 따라 해보고 자신에게 맞는 운동 몇 가지를 찾아 꾸준히 실천하면 된다. 필자는 목 운동 두 가지, 어깨 운동 한 가지, 등 운동 세 가지를 하고 있다. 물론 처음에는 한두 가지 운동으로 시작해서 하나씩 늘린 것이다. 중요한 것은 운동의 종류와 시간이 아니라 자신에게 맞는 운동을 찾아서 짧은 시간이라도 습관화하는 것이다. 오늘부터 아침, 저녁으로 스트레칭을 실천해 보는 것은 어떨까? 당신의 아침이 달라질 것이다.

– 뭉친 근육을 늘려 주면 면역력도 늘어난다. –

냉온냉수
샤워

강원도에서 근무할 때 집 앞에 목욕탕이 있어서 퇴근할 때마다 들렀다. 목욕탕에 들어가면 제일 먼저 차가운 냉탕에 3분 동안 앉아서 하루를 정리했다. 겨울에도 냉탕에 들어갔는데 강원도의 차가운 물은 일반 도시의 물보다 온도가 더 낮다. 그런 물에서 매일 놀다보니 겨울이 그렇게 춥지 않았다. 심지어는 내복도 특별한 일이 없으면 입지 않고 다녔다. 하지만 이런 습관이 없어지고 따뜻한 집과 따뜻한 물에 길들여지면서 찬바람이 불면 추위를 엄청나게 느꼈다. 나는 단순하게 나이 때문이라고 생각했다. 그런데 TV에서 농촌에 사는 일흔이 넘은 노인이 겨울인데도 밖에서 냉수샤워를 하는 장면이 나왔다. 그 노인은 자신이 활력 있고 건강하게 사는 것은 이렇게 냉수샤워를 수십 년 동안 해온 결과라고 했다.

차가운 물이 몸에 닿으면 몸은 체온을 빼앗기지 않으려

고 혈관을 수축한다. 그리고 냉수샤워가 끝나면 체온을 정상적으로 올리기 위해서 다시 혈관을 이완한다. 이렇게 혈관이 수축, 이완하는 과정에서 혈관근육세포들의 탄력이 높아져 혈압을 보다 효과적으로 조절할 뿐만 아니라 근육덩어리인 심장도 튼튼해진다. 반면 혈관근육세포의 비정상적인 작동은 동맥경화 등 심혈관질환의 원인이 된다. 혈관은 50% 이상 손상되기 전까지 자각증세를 느끼기 어렵기 때문에 선제적으로 관리할 필요가 있다. 따라서 만약 두통, 성기능저하, 손발 저림과 같은 증상이 주기적으로 나타난다면 혈관 상태를 의심해 볼 필요가 있다.

혈관 관리를 위해서 냉수만으로 샤워를 해도 좋겠지만 필자는 냉수-온수-냉수 샤워를 한다. 단시간에 혈관의 수축과 이완을 반복해서 효과를 높이기 위해서다. 한 겨울에도 냉온 냉수샤워를 하는데 차가운 물이 몸에 닿기 전까지 많은 갈등을 하지만 끝나고 나면 몸이 한결 가볍고 따뜻해지는 것을 느낄 수 있다.

냉수샤워를 할 때 기력이 약한 사람은 주의해야 한다. 혈관이 수축되었다가 이완되면 체온을 올리기 위해서 한꺼번에 많은 양의 에너지를 소모하기 때문에 샤워를 한 직후는 상쾌하지만 시간이 지나면서 에너지 부족으로 기력이 떨어질 수 있다. 또한 나이가 많거나 혈관 상태가 좋지 않은 경우는 한 번에 냉수샤워를 하기보다는 가볍게 팔다리만 차가운 물로 적시고 적응이 되면 샤워를 하는 것이 좋다.

- 혈관이 막히고 터지는 것은
혈관의 수축과 이완 능력 부족 때문이다. -

아프고 불편한 곳
마사지하기

어릴 때 배가 아프면 엄마가 배를 부드럽게 쓸어 주셨다. 그러면 정말 아픈 배가 금방 진정되고 편안해졌다. 우리는 어머니가 가진 사랑의 힘이라고 이야기 했지만 여기에는 과학적인 원리가 숨어 있다. 세포나 장기가 어떤 이유로 혈액 순환이 제한되면 해당 부위가 차가워진다. 이런 상황이 지속되면 세포에게 공급될 영양과 산소량이 적어지고 세포는 생존을 위해서 염증 반응을 일으켜 혈관을 확장시킨다. 그리고 확장된 혈관을 통해서 회복에 필요한 영양과 산소를 받아들이려고 노력한다. 우리가 활용하는 침, 뜸, 찜질, 물리치료, 마사지는 모두 해당 부위를 자극하고 따뜻하게 해서 혈액 순환을 촉진함으로써 세포의 자가치유력에 필요한 영양과 산소를 원활하게 공급하는 원리로 작동된다.

운동을 하고나면 종아리 근육과 허벅지 근육이 경직되는 경우가 있는데 만지면 많이 아프다. 아프다고 그냥 두는 것보다 부드럽게 만져주면 근육이 빨리 회복된다. 스트레스를 받으면 주로 목, 어깨, 등 근육이 경직된다. 스트레칭도 좋지만 불편한 부위를 마사지해주거나 가볍게 두드려 주면 뭉친 근육들이 훨씬 빨리 풀린다. 속이 불편한 경우는 누운 상태에서 배를 쓸어 주거나 가볍게 문질러 주면 속이 편안해 진다. 필자는 예전에 운동을 하다가 무릎을 다쳤는데 요즘도 가끔 무릎이 아프다. 이때 무릎을 만져보면 다른 부위보다 많이 차갑다. 따뜻한 손으로 만져주거나 손을 대고 있는 것만으로도 통증이 줄어드는 것을 느낄 수 있다. 비염이 심할 때 목 뒤를 만져보면 다른 부위보다 차갑다. 따뜻한 손으로 부드럽게 만져주거나 손을 대고 있으면 비염 증상이 완화된다.

다리가 무거울 때 또는 많이 걸어서 발바닥이 아플 때 발마사지를 하면 도움이 된다. 손으로 만져도 좋지만 깨지지 않는 병을 눕혀서 발로 밟고 앞뒤로 굴려도 좋다. 발에는 온몸의 경락이 있어서 다리 근육뿐만 아니라 몸 전체를 마사지하는 효과를 얻을 수 있다. 실제로 해보면 무거웠던 다리가 가벼워지는 것을 느낄 수 있다.

마사지를 할 때 특별한 기술이 있으면 좋겠지만 불편한 부위를 부드럽게 만져주고 쓸어주고 두드려 주는 것만으로도 충분한 효과를 경험할 수 있다. 스스로 불편한 부위를 마사지해 주는 것도 좋지만 가족끼리 서로 마사지를 해주면 관계를 개선하는데도 많은 도움이 된다.

마사지를 할 때는 강하게 하기 보다는 부드럽고 따뜻하게 하면서 적당한 자극을 주는 것이 중요하다. 피부를 상하게 하거나 멍이 들게 하는 것에 주의를 하고 특히 뼈에 문제가 있는 경우는 만지지 말고 고정한 후에 빨리 병원을 방문하는 것이 좋다.

- 만져서 아픈 곳이 있다면
그 곳은 당신의 손길이 필요한 곳이다. -

바르게
숨쉬기

　사람들에게 어떤 운동을 하냐고 물어보면 가장 많은 답이 숨쉬기 운동이다. 그런데 숨쉬기 방법을 물어보면 제대로 아는 사람이 드물다. 솔직히 대부분의 사람들이 호흡 방법을 잘 모르고 알아도 연습을 하지 않는다. 왜냐하면 공기는 아주 많고 아무렇게나 호흡을 해도 생활에 큰 불편이 없기 때문이다. 그리고 호흡을 제대로 하지 않는다고 해서 금방 큰 문제가 발생하지 않기 때문에 호흡에 대해 크게 신경쓰지 않는다.

　호흡은 산소를 공급해서 세포의 에너지 대사에 직접적인 영향을 미친다. 즉 불을 피울 때 산소가 필요한 것처럼 세포내 미토콘드리아에서 에너지를 생산할 때 산소가 꼭 필요하다. 만약 산소가 부족하면 불완전 연소가 되면서 불보다 연기가 더 나듯이 세포도 에너지를 제대로 생산할 수 없어서 무기력해 질 수 있다. 또한 호흡은 이산화탄소를 배출할 뿐만 아니라 몸 속 독소까지 배출하기 때문에 좋은 호흡 습관을 가지면 건강을 유지하는데 아주 유용하다.

그렇다면 쉽게 실천할 수 있는 간단한 호흡 습관부터 알아보자.

첫째, 코로 호흡한다.

코는 아주 강력한 필터와 온도 조절 시스템을 가지고 있어서 공기 중에 있는 각종 먼지, 바이러스, 세균 등을 걸러주고 더운 공기 또는 차가운 공기를 적당한 온도와 습도로 맞춰서 폐로 보내준다. 반면 입으로 호흡을 하면 이런 시스템을 거치지 않기 때문에 각종 먼지, 바이러스, 세균에 무방비로 노출 될 수 있을 뿐만 아니라 차갑고 건조한 공기나 덥고 습한 공기가 편도와 폐를 손상 시킬 수 있다. 또한 입술, 입안, 목이 건조해지면서 충치나 잇몸병 등 각종 치아질환과 면역력에도 영향을 미친다.

둘째, 주기적으로 의도적으로 심호흡을 한다.

책을 보거나 일을 하거나 스마트폰에 집중하면 호흡이 얕아진다. 또 몰입을 하거나 깊은 고민에 빠지면 자신도 모르게 호흡을 멈추기도 한다. 이런 호흡의 조절은 순간적으로 집중력을 높이기도 하지만 반복적 또는 장시간 지속되면 체내 산소 농도가 떨어진다. 결국 어느 시점이 되면 대사 불균형으로 컨디션이 급속도로 나빠진다. 따라서 일을 할 때 주기적으로 일어나 의도적으로 심호흡을 해 주는 것이 좋다. 이때 빠르게 호흡하기보다는 천천히 들이 마시고 천천히 내쉬어야 폐에서 산소와 이산화탄소의 교환이 원활하게 이루어진다. 또한 과호흡으로 인한 이산화탄소의 불균형을 예방할 수 있다.

셋째, 횡격막을 이용한 호흡을 연습한다.

우리는 평소에 가슴을 이용한 흉식호흡을 많이 한다. 이 호흡은 정상적인 호흡이라기보다는 특별할 때 사용하는 보조 호흡이다. 즉 과격한 운동을 하고나면 발생하는 이산화탄소를 빨리 배출하기 위해서 하는 것이다. 운동을 하고 숨이 차면 우리는 헐떡이면서 가슴을 위아래로 움직이며 급하게 숨을 쉰다. 이렇게 숨을 쉬면서 어느 정도 이산화탄소가 배출되면 천천히 심호흡을 한다. 만약 운동을 한 직후 헐떡이는 상황에서 산소를 많이 흡입하려고만 한다면 어떻게 될까? 폐에 이산화탄소가 가득하기 때문에 산소가 제대로 들어가지 않는다. 직접 100m를 달린 후 시험해 보면 쉽게 이해할 수 있다.

흉식호흡은 신속하게 이산화탄소를 배출할 때는 도움이 되지만 평소에도 이 호흡법을 사용하면 여러 가지 문제가 생긴다. 먼저 흉식호흡은 가슴의 윗부분을 팽창시켜 공기를 흡입한다. 이때 반복적으로 가슴을 들어 올리는 과정에서 목과 어깨 근육의 피로도가 증가한다. 따라서 아무것도 하지 않고 숨만 쉬어도 피곤이 몰려온다. 또 흉식호흡이 몸을 긴장상태로 몰면서 혈관을 수축하고 혈압을 높여 교감신경을 활성화 한다. 그리고 얕고 빠른 호흡으로 인해서 폐에서 산소와 이산화탄소의 교환을 제대로 할 수 없다. 마지막으로 과도한 이산화탄소의 배출로 산소 흡수율이 떨어진다. 혈액은 이산화탄소와 산소의 비율로 혈액의 ph를 조절하는데 이산화탄소가 부족하면 산소 공급을 줄여서 혈액의 ph를 맞춘다. 이렇게 되면 세포에게 공급할 산소가 부족해져서 신체조직이나 뇌조직이 손상을 입는다.

주변에서 심한 정신적 충격을 받은 사람들이 갑자기 빠른 호흡을 하다가 정신을 잃고 쓰러지거나 신체마비를 호소하는 경우가 있다. 이는 과호흡으로 인한 산소 부족일 가능성이 높다. 이럴 때 호흡을 천천히 하게 하거나 봉투 등을 입에 대고 내뱉은 공기를 다시 마시게 하면 체내 이산화탄소가 균형을 이루면서 호전되는 경우를 볼 수 있다.

따라서 평소 흉식호흡보다는 우리가 알고 있는 복식호흡 또는 단전호흡을 하는 것이 좋다. 복식호흡은 들숨을 쉴 때 상복부가 나오는 것이고 단전호흡은 하복부가 나오는 것이다. 이는 횡격막에 비밀이 있다. 횡격막은 흉부 내부에 있는 얇은 근육으로 흉강과 복강을 나눈다. 이 횡격막이 편안한 호흡을 할 때는 1.5mm 정도 움직이고 깊게 숨을 쉴 때는 6~10mm까지 늘어난다. 복식호흡과 단전호흡은 이 횡격막의 당김에 따라 달라진다. 당연히 단전호흡을 통해서 횡격막이 많이 늘어나면 폐활량이 늘어난다. 그리고 깊고 조용한 단전호흡은 부교감신경을 활성화해서 면역력을 향상하는데도 도움이 된다.

The movements of chest during breathing

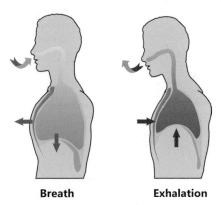

Breath　　　　**Exhalation**

편안하게 앉아서 횡격막을 당긴다는 생각으로 호흡을 해보자. 이때 날숨과 들숨을 6대 4의 비율로 아랫배가 나오도록 천천히 들이마시고 천천히 내쉬면 된다. 조금만 연습하면 어렵지 않다.

－ 날숨과 들숨 사이에 생(生)과 사(死)가 있다. －

10

건강기능식품
챙겨먹기

100세 시대 건강의 중요성이 강조되면서 누구나 영양제 하나쯤은 챙겨먹는 시대가 되었다. 덕분에 건강식품 시장도 매년 성장하고 있다. 건강기능식품협회에 따르면 국내건강기능식품 시장 규모는 2016년 3조 5,563억 원에서 2018년 4조 2,563억 원으로 성장했다. 인삼과 홍삼으로 유명한 회사도 다양한 건강식품을 출시하고 일반 식품회사들까지 건강기능식품을 앞 다퉈서 내놓고 있다.

이제는 건강기능식품이 사치가 아니라 내 몸을 관리하고 유지하는데 필요한 요소라는 점을 많은 사람들이 공감하게 되었다. 그런데 문제는 건강기능식품의 종류가 너무 많다는 것이다. 좋다는 것을 모두 챙겨 먹다가는 배가 터질 수도 있다. 그럼 어떤 것을 챙겨 먹으면 좋을까?

건강식품을 선택할 때는 자신의 문제를 개선할 수 있는 제품을 선택하면 된다. 장이 좋지 않으면 유산균, 야채나 과일의 섭취가 부족하다면 비타민과 미네랄, 피부가 거칠고 푸석하다면 단백질, 만성피로에 시달린다면 간에 도움이 되는 영양소, 기력이 부족하다면 부신의 기능을 도와주는 영양소, 혈액 순환이 의심스럽다면 오메가3 등을 먹으면 된다. 이렇게 자신에게 필요한 영양소를 살피고 채워주면 가장 빠른 효과를 얻을 수 있다.

하지만 대부분의 증상이 한 가지 영양소의 결핍보다는 복합적인 영양소의 결핍일 가능성이 높다. 즉 기본영양소의 결핍으로 인해서 가장 취약한 부분부터 문제가 생기는 경우가 많기 때문에 기본이 되는 비타민과 미네랄 그리고 단백질부터 챙기는 것이 좋다.

먹어야 할 영양소가 많다면 우선 자신에게 필요한 영양소와 라이프 스타일을 고려해서 영양소의 우선순위를 정한다. 그리고 경제적 여건을 고려해서 우선순위에 따라 하나씩 챙겨 먹으면 된다. 예를 들어서 하나만 챙겨 먹어야 한다면 유산균이다. 간단하게 이야기하면 장은 음식물의 영양소를 체내로 흡수하는 1차 관문이자 체외로 노폐물을 배출하는 기관이다. 만약 장이 좋지 않으면 아무리 좋은 음식을 먹어도 흡수하지 못할 뿐만 아니라 체내에 독소가 증가한다. 복잡하게 이야기하면 장은 100조 마리, 총 2kg 분량의 미생물들이 영양소, 에너지, 호르몬을 주고받고 면역

세포의 약 80%를 관할하고 행복호르몬인 세로토닌을 비롯해 20여 종의 호르몬을 생산하며, 뇌 다음으로 신경체계가 발달한 곳이다. 그리고 우리 몸에 사는 박테리아의 99%가 모여 있는 장내 미생물 생태계의 불균형은 소화불량, 변비 같은 장 질환, 우울증, 불안장애 같은 정서질환을 비롯해 과체중이나 알레르기 등 만성질환에도 영향을 미친다.

따라서 하나만 챙겨 먹어야 한다면 유산균을 추천한다. 이때 다양한 종류의 유산균(프로바이오틱스)과 유산균의 먹이(프리바이오틱스)가 들어 있는 제품이 권할 만하다.

두 번째로 챙겨 먹어야 할 것은 비타민과 미네랄이다. 앞에서도 여러 번 강조 했지만 음식으로 비타민과 미네랄을 충분히 채우기는 쉽지 않다. 반면 과도한 스트레스, 야근, 과식, 환경오염, 다양한 약물과 화학물질의 섭취는 비타민과 미네랄의 소비를 강요하고 있다. 즉 지방, 탄수화물을 재료로 에너지 대사와 간에서 해독과 효소 합성에 필요한 비타민과 미네랄이 두 번째로 챙겨 먹어야 할 영양소다. 이때 가능하면 천연제품을 추천한다.

세 번째로 챙겨 먹어야 할 것은 단백질이다. 세포가 주기적으로 재생하고 호르몬이 정상적으로 분비되고 피부가 탱탱하게 유지되기 위해서는 주재료인 단백질이 꼭 필요하다. 또한 간에서 해독하고 효소를 만드는데 단백질은 중요한 역할을 한다. 특히 뼈 건강에도 단백질은 아주 중요하다. 뼈는 원래 아미노산(단백질), 비타민C, 철로 만들어진 콜라겐 덩어리다. 이 콜라겐 사이에 칼슘이 침착되어서 석회화 된 것이 뼈다. 이렇게 중요한 단백질을 사람들은 많이 먹고 있다고 생각하지만 생각보다 흡수되는 단백질의 양은 적다.

일반적인 식사와 더불어 아침, 저녁으로 계란을 2개씩 챙겨 먹으면서 운동을 하는데도 근육량이 줄어든다고 고민하는 여성이 있었다. 열심히 단백질을 먹지만 단백질을 소화하는 위와 이를 흡수하는 장이 좋지 않으면 단백질 흡수가 쉽지 않다. 어떤 분은 육식을 끊고 식물성 단백질만 드시는 경우가 있는데 우리 몸에는 동물성 단백질과 식물성 단백질 모두 필요하다. 채식주의자와 육식주의자 중 누가 더 건강할까? 중요한 것은 균형이다. 따라서 자신의 근육과 피부 그리고 모발 상태를 잘 살펴서 필요하다면 단백질을 추가적으로 섭취하는 것이 좋다.

네 번째로 챙겨 먹어야 할 것은 당영양소(글리코영양소)다. 필자는 현재 특별한 병증이 없기 때문에 네 번째지만 병증이 있는 사람은 유산균과 더불어 첫 번째로 잘 챙겨 먹어야 할 영양소다. 해독주스로 유명한 서재걸 박사는 면역력을 위해서 운동, 비타민 및 미네랄, 물, 맑은 공기, 항산화제 등이 있어도 당영양소(글리코영양소)가 없으면 사상누각沙上樓閣, 즉 모래 위에 지은 집과 같다고 했다. 이는 과도한 스트레스와 영양 부족으로 세포의 털(당사슬)이 부족해지면 아무리 좋은 영양이 들어와도 세포가 영양을 인지하지 못한다. 뿐만 아니라 세균과 같은 적군을 인지하지 못하고 세포들 간의 소통이 어려워진다. 이런 세포의 센서 역할을 하는 털(당사슬)을 정상적으로 회복 시켜주는 것이 바로 당영양소(글리코영양소)다.

필자는 기본적으로 이 네 가지 건강식품을 매일 챙겨 먹고 과도하게 일, 운동, 음주를 한 경우에는 대사를 촉진하는 비타민 B군과 간에 도움이 되는 영양소를 추가로 공급해 준다. 자신에게 필요한 영양소와 라이프스타일 그리고 경제적 여건을 고려해서 자신만의 영양소 메뉴얼을 짜보는 것은 어떨까?

간혹 영양제 메가요법에 대해서 문의하는 경우가 있다. 영양소에는 1일 권장량이라는 것이 있다. 그것은 말 그대로 일반적으로 권장하는 양이다. 체격, 체력, 노동강도, 스트레스양, 건강상태, 특수 목적에 따라 소모되는 영양소의 양과 속도는 다르기 때문에 섭취량도 유동적일 수 있다.

단, 비타민A와 같이 몸에 축적되면 문제를 일으킬 수 있는
영양소는 전문가와의 상담이 꼭 필요하다.

- 건강식품, 선택이 아니라 필수인 시대 -

11

물
제대로 마시기

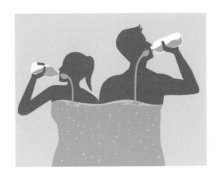

물은 생체의 최다성분으로 체중의 약 70%를 차지한다. 통상 어린 아이일수록 체중당 수분 함유량이 높고 나이가 들수록 수분 함유량이 점점 떨어진다. 물은 우리 몸의 영양물질과 노폐물의 이동을 쉽게 하고 체온을 일정하게 유지시켜 준다. 또한 세포 탄력에 영향을 주고 세포가 받는 충격을 완화시킨다. 따라서 좋은 물을 잘 보충해 주는 것은 아주 중요하다. 물 보충은 체중 1kg당 20-30ml로 체중 70kg일 경우 1,400~2,100ml를 권장한다.

이렇게 좋은 물, 그냥 마시기만 하면 되는 걸까? 결론부터 말하면 물을 제대로 마시지 않으면 독이 될 수 있다.

먼저 식사 전-중-후에 물을 많이 마시면 소화액이 희석되어 음식을 소화하는데 어려움이 있다. 결국 소화되지 않은 음식을 장이 흡수하지 못하면서 영양 불균형이 올 수 있다. 식사 때 물을 찾는 사람 중에는 침 분비가 적어 씹기가 어려워서 물을 찾는 경우도 있는데 이때는 물을 마시기보다는 입이 마르지 않게 적셔주는 정도가 좋다.

다음은 한꺼번에 물을 많이 마시는 경우다. 혈액의 염도는 0.9%다. 체내에 한꺼번에 많은 양의 물이 들어오면 일정한 염도(0.9%)를 유지하기 위해서 신장을 통해서 수분을 배출한다. 이때 95% 이상의 수분과 5% 미만의 미네랄, 요소, 나트륨이 나간다. 늘 부족한 미네랄과 나트륨이 빠져나가는 것이다. 여기서 나트륨 즉 염분이 빠져 나가는데 염분은 체내 수분을 유지하는데 아주 중요한 역할을 한다. 우리가 짠 음식을 먹으면 물이 당긴다. 이는 염분 섭취로 올라간 체내 염도를 일정하게 유지하기 위해 물을 확보하려는 노력이다. 문제는 체내 염도가 올라갔을 때 물을 마시지 않고 커피나 음료수를 마신다는 것이다. 혈액의 염도 균형이 깨지면 혈액이 탁해지면서 여러 가지 병증이 나타난다. 이런 이유로 병원을 찾으면 소금이 문제라면서 저염식을 권한다. 소금은 죄가 없다. 갈증이 날 때 물만 잘 마시면 모든 일이 해결 될 수 있는데 저염식과 약을 권하면서 문제를 더 어렵게 만드는 경우가 많다.

그렇다면 어떻게 물을 마시면 좋을까?

첫째, 물을 조금씩 나눠서 마신다. 식사 시간 앞뒤 30분을 피해서 최소 오전에 500ml, 오후에 500ml, 저녁을 일찍 먹고 500ml를 마신다. 이때 한꺼번에 마시기보다는 한두 모금씩 나눠서 조금씩 자주 마시는 것이 좋다. 그래야만 혈액의 염도를 떨어뜨리지 않고 물을 흡수할 수 있다.

둘째, 물에 소금을 조금 타서 먹는다. 사람들에게 이 방법을 알려 주면 놀라는 경우가 많다. 앞에서 언급했듯이 체내 수분은 나트륨에 의해서 결정되기 때문에 나트륨의 체내 비율을 높여주면 체내 수분량도 증가한다. 이는 아주 간단한 실험으로써 확인할 수 있다. 똑같은 조건에서 소금을 넣지 않은 물 500ml를 마시고 화장실을 가는 비율과 소금을 반스푼 넣은 물 500ml을 마시고 화장실을 가는 비율을 비교해 보면 된다. 결론은 맹물을 먹었을 때는 2~3회 화장실을 가지만 소금을 넣은 물을 마셨을 때는 1~2회 화장실을 간다. 배설되지 않은 수분은 어디로 갔을까? 우리가 물을 마시는 것은 배설보다는 세포에 수분을 공급하기 위해서다. 소금과 물의 관계에 대해서 보다 깊이 알고 싶다면 『소금과 물, 우리몸이 원한다』(2016, 박의규)를 참고하면 많은 도움이 될 것이다.

셋째, 차가운 물보다 미온수를 마신다. 우리 몸은 항상 36.5도를 유지하려고 노력한다. 차가운 물이 체내로 들어오면 그 상태로 흡수되는 것이 아니라 체온을 이용해서 흡수가 용이한 온도로 조절한다. 이 때 온도를 빼앗긴 장기는 기능이 떨어질 수 있다. 차가운 물을 즐겨 마시는 사람들 중에 위 또는 장 기능이 떨어지는 경우가 많다. 또한 혈관이 축소되면서 심장에 무리가 갈 수 있다. 드문 경우지만 실제로 운동 직후 찬물을 마셨다가 돌연사 한 외국 축구선수가 있다. 2018년 5월 페루의 수야나에서 열린 축구대회에 참가했던 루드윈 플로레즈(27세)라는 선수가 찬물을 급하게 들이켰다가 심장마비로 사망했다. 루드윈은 찬물 섭취 후 심장에 이상을 느껴 병원으로 긴급 이송됐으나 끝내 사망했다. 담당 의사는 인터뷰를 통해 "운동 직후에는 체온과 심박수가 증가하고 혈관이 확장되는데, 이때 찬물을 마시면 혈관이 수축돼 심장에 무리가 간다"고 했다.

더울 때 시원한 물 한잔이 좋을 수는 있지만 습관적인 차가운 물의 음용은 고려해 볼 필요가 있다. 무더운 날씨 또는 운동을 마치고 차가운 물과 미온수를 차례로 마셔보면서 어느 쪽이 더 빨리 몸을 안정화 시켜주는지 살펴보고 선택하는 것도 좋은 방법이 될 수 있다.

12

꼭꼭 씹고
천천히 식사하기

아침은 등교 또는 출근에 쫓겨 허겁지겁 먹고 점심 때는 빨리 먹고 쉬기 위해서 허겁지겁 먹는다. 저녁은 여유가 있음에도 습관 때문인지 허겁지겁 먹는다. 이는 한 두 사람의 이야기가 아니라 우리나라 사람들의 전반적인 이야기다. 수천 명을 대상으로 조사한 결과에 따르면 식사 시간이 5분 미만은 7%, 5분에서 10분 미만은 44.4%, 10분에서 15분 미만은 36.2%로 나타났다. 10명 중 9명의 식사 시간이 15분을 넘지 않았다.

그런데 빨리 먹는 것이 왜 문제가 될까?

첫째는 빨리 먹으면 제대로 씹지 않게 된다. 저작활동은 음식물을 잘게 자르고 으깨고 갈아서 음식물에 소화액이 골고루 잘 섞이게 한다. 만약 음식물을 제대로 씹지 않고 큰 덩어리로 넘어가게 되면 위는 음식물을 소화하는데 어려움을 겪고 장은 영양분을 제대로 흡수할 수 없다. 음식을 씹는 것은 뇌 건강에도 중요한 역할을 한다. 씹는 행위인 저작활동은 대뇌피질을 자극하고, 뇌로 가는 혈류를 증가시켜 뇌세포에 충분한 영양과 산소를 공급해서 치매를 예방하는데도 도움이 된다고 한다.

적어도 30번 이상은 씹어보자. 음식의 또 다른 맛을 느낄 수 있고 속도 편해진다. 시간적 여유가 없어서 천천히 식사하는 것이 제한될 때는 음식량을 줄여서 꼭꼭 씹어 먹는 것이 좋다.

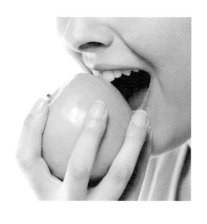

둘째는 빨리 먹으면 입 속에서 탄수화물을 분해하는 침(아밀라아제)이 제대로 섞이지 않는다. 결국 탄수화물의 소화 효율이 떨어진다. 소화, 흡수가 안 된 탄수화물이 배변으로 나가면 좋겠지만 췌장이 탄수화물을 분해하기 위해서 추가로 아밀라아제를 분비한다. 췌장은 과도한 탄수화물로 인한 인슐린 분비만으로도 피곤한데 여기에 추가적인 부담이 늘어나는 것이다.

셋째는 빨리 먹으면 과식하게 된다. 식욕은 호르몬 분비에 따라 조절된다. 우리가 식사를 시작하고 약 15분이 넘으면 렙틴이라는 식욕억제 호르몬이 나온다. 그런데 15분 이내로 식사를 마치면 식욕억제 호르몬이 제대로 나오지 않아서 과식으로 이어지기 쉽다. 또한 과도한 칼로리 섭취로 각종 대사질환에 노출될 가능성이 높아진다. 결론은 식욕억제 호르몬이 나오도록 15분 이상 천천히 식사를 하라는 것이다.

'꼭꼭 씹어 천천히 식사하기'는 아주 쉽고 누구나 아는 방법이지만 실천하는 사람은 드물다. 만약 당신이 이 습관을 가질 수만 있다면 위장과 장 건강뿐만 아니라 영양상태도 현재보다는 훨씬 좋아질 수 있다.

13 밀가루와 당분이 높은 음식 줄이기

　요즘 우리는 주식인 밥보다 빵, 파스타, 피자, 라면, 떡볶이, 과자 등 밀가루로 만든 음식을 더 즐겨 먹는다. 솔직히 밀가루로 만든 음식들은 보기도 좋고 먹기도 편하고 맛도 좋다. 그래서 필자도 가끔은 빵, 피자, 떡볶이, 라면을 즐긴다. 하지만 눈과 입이 즐거운 만큼 몸은 즐겁지 않다. 『밀가루만 끊어도 100가지 병을 막을 수 있다』의 저자 스티븐 왕겐은 밀가루의 주성분인 글루텐은 소장의 벽을 손상시켜 소화 관련 장애를 일으킬 뿐만 아니라 우리 몸에 광범위한 문제를 일으키고 있다고 했다. 또한 수입하는 과정에서 부패되지 않게 처리하는 과정은 우리 몸에 좋지 않다. 쌀과 밀가루를 함께 상온에 두고 관찰해 보면 쌀에는 쌀벌레가 생기지만 밀가루는 한참을 두어도 아무런 변화가 없다. 밀가루에 벌레가 먹을 수 없는 그 무엇인가가 있다는 증거가 아닐까?

여기에 설탕을 엄청 넣어서 빵이나 과자를 만들면 어떨까? 보통의 자제력으로 참기 어려울 정도로 엄청 맛나고 매력적인 간식이 탄생한다. 건강을 위해서 안 먹는 것이 최선의 선택이지만 이것이 어렵다면 먹는 횟수를 줄여보자. 밀가루를 먹었는데 위나 장이 좋지 않거나 염증 반응을 보이거나 얼굴에 뾰루지가 올라온다면 자신의 몸이 들어온 밀가루를 처리하는데 어려움을 겪고 있다는 신호다. 이럴 경우 한동안 밀가루를 차단하거나 양을 줄이는 것이 좋다. 물론 아무런 증상이 없더라도 밀가루 양이 늘어나서 체내에서 처리할 수 있는 양을 초과하면 증상이 나타날 수 있다. 따라서 최선의 선택은 밀가루를 끊는 것이지만 자신이 없다면 몸 상태를 고려해서 적당하게 먹는 것이 좋다. 필자 또한 맛있는 밀가루 음식을 완전히 끊을 수가 없어서 하루 한번 이상 먹던 피자, 라면, 빵, 과자와 같은 밀가루 음식을 1주일에 2~3번으로 줄였다. 덕분에 위와 장 상태가 이전보다 좋아졌다. 물론 밀가루를 완전히 끊을 생각은 없다. 하지만 건강 상태를 살피면서 좋지 않은 증상이 나오면 더 줄일 생각은 있다.

당분이 높은 음식 중에서 가장 조심해야 할 것은 과일음료와 탄산음료다. 음료수들은 합성첨가물이 많기도 하지만 음료수 한 잔은 밥 한 공기와 맞먹을 만큼 칼로리가 높다.

음료수 한잔의 높은 당은 복잡한 소화과정을 거치지 않아도 에너지화가 가능하다. 따라서 함께 먹은 고칼로리의 음식들은 에너지화 될 기회도 없이 바로 체지방으로 저장된다. 술자리가 많아서 배가 나오는 경우도 이와 비슷하다. 술의 높은 칼로리가 에너지로 쓰이기 쉽기 때문에 함께 먹은 음식들이 에너지로 쓰일 기회도 없이 바로 체지방으로 전환되는 것이다.

우리가 먹는 음식들은 우리가 생활하는데 필요한 에너지를 생산하고 우리 몸을 구성하는 재료가 된다. 따라서 눈과 입을 통해 즉흥적으로 선택하기보다는 신중한 선택이 필요하다.

– 나는 내가 먹은 대로 만들어진다. –

14

간식
안 먹기

필자가 가장 힘들게 만든 습관이다. 아침 먹고 10:00쯤 과일을 간식으로 먹는다. 그리고 점심을 먹고 3~4시에 과자를 간식으로 먹고 저녁 먹고 과일이나 아이스크림을 흡입한다. 그리고 책상에 앉아서 글을 쓰다가 막히면 냉장고로 달려가서 이것저것 먹었다. 운동량은 떨어지는데 하루 종일 먹는 것을 입에 달고 사니 당연히 배가 나오기 시작했다. 나잇살이라고 위안을 삼았지만 배가 가슴보다 더 나오면서 기존에 입던 옷들이 불편해졌고 컨디션이 급속도로 나빠져 갔다. 위장은 늘 포만감과 가스가 찬 느낌이고 장은 민감해졌고 자고나도 피로가 풀리지 않았다.

이렇게 식사와 간식을 먹으면 하루 종일 소화 관련 효소가 나오기 때문에 소화에 많은 에너지가 소모된다. 그래서 많이 먹어도 늘 에너지가 부족하다. 또한 소화 기관이 쉴 수 없기 때문에 소화기관들의 기능도 떨어진다. 그리고 잉여 된 영양과 칼로리가 체지방으로 전환되면서 염증과 내부독소를 뿜어낸다.

따라서 건강을 위해서는 당분이 많은 음료를 포함해서 간식을 줄이는 것이 아니라 가능하면 먹지 않은 것이 좋다. 그런데 달콤한 과일, 과자, 아이스크림들을 끊을 수 있을까? 필자는 절대 끊을 수 없다. 그래서 식사할 때 먼저 과일을 먹고 식후에 바로 과자나 아이스크림을 먹는다. 한 끼에 먹을 수 있는 양이 한계가 있다보니 식사량도 간식 양도 줄일 수밖에 없다. 좋은 습관이라고 할 수는 없지만 간식을 무조건 끊을 수 없다면 식사할 때 간식을 함께 챙겨 먹는 것도 하나의 방법일 수 있다. 약간 과식을 할 때도 있지만 소화에너지를 한꺼번에 쓰고 다음 식사까지 소화기관에 휴식을 줄 수 있다는 점에서 고려해 볼만한 방법이다.

15

20:00 이후에는
금식하기

이 습관이 필요한 이유를 이해하려면 수면에 대한 이해가 필요하다.

첫째, 우리 몸은 자는 동안 재생된다. 특히 성장호르몬은 취침시에 하루 총량의 70%가 분비 되는데 어린아이들은 키를 성장 시키는데 중요한 역할을 하고 성장을 멈춘 어른들은 대사를 촉진해서 피부 및 세포 재생과 근육회복에 중요한 역할을 한다. 따라서 잠을 제대로 자지 않으면 몸이 회복할 수 없기 때문에 늘 피곤하고 피부가 까칠해진다.

둘째, 하루 평균 7시간을 취침하는 것이 좋다. 성장호르몬이 나와서 혈액을 따라 각 세포들에게 배달되고 세포가 스스로를 치유하는데 평균 7시간이 소요된다. 하지만 대한수면학회에서 조사한 결과 평균 수면 시간인 6.5시간조차 제대로 채우지 못하는 경우가 많다고 한다.

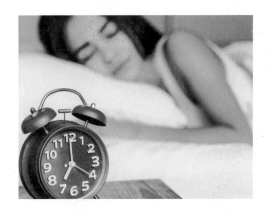

셋째, 수면의 골든타임을 지켜라. 성장호르몬이 가장 많이 나오는 수면의 골든타임을 22:00~02:00로 이야기하는데 어린 아이들은 가능하지만 성인들은 쉽지 않다. 하루 7시간을 자야하고 해가 뜨면 잠과 관련된 멜라토닌이 감소하기 때문에 해뜨기 전까지 잔다고 했을 때 가장 현실적인 수면의 골든타임은 23:00~06:00 또는 24:00~07:00이라고 한다. 넷째, 신체는 소화와 치유 중 한 번에 한 가지 일만 처리한다. 앞에서 언급했듯이 소화에너지와 함께 치유에너지가 작동하지 않는다. 음식물을 위나 장에 두고 치유를 하면 음식이 부패하기 때문에 가장 먼저 소화에너지가 작동하고 소화가 끝나고 나면 치유에너지가 작동한다.

음식물을 섭취하면 음식의 양과 질에 따라서 소화하는데 평균 4시간 내외가 소요된다. 20:00시에 음식을 먹으면 12시까지는 소화가 되기 때문에 이후 취침 시 몸을 재생하는데 문제가 없다. 하지만 22:00에 야식을 먹으면 새벽 2시까지 소화가 된 후 성장호르몬이 나오기 때문에 몸 구석구석까지 호르몬을 배달하기에는 시간이 부족해진다. 결국 늦게 야식을 먹고 잔 다음날은 얼굴이 붓고 피곤함이 온몸을 뒤덮는 경우를 쉽게 볼 수 있다.

필자의 경우는 19:00 이전에 식사를 마치고 11:00에 취침을 해서 05:30에 일어나려고 노력한다. 6시간 30분만 자지만 깊이 잠드는 스타일이라서 그런지 크게 문제되지 않는다. 물론 회식이 있는 날이나 어쩔 수 없는 야근으로 늦게 자야할 경우는 기상 시간을 조금 늘리기도 한다. 아침에 자고 일어났는데도 여전히 피곤하거나 피부가 까칠하다면 저녁을 일찍 먹거나 야식을 줄여보는 것은 어떨까? 그리고 자신의 몸을 회복할 수 있는 취침 시간을 찾아보는 것도 컨디션을 향상하는데 도움이 될 것이다.

16

과식, 과음한 후
다음 날은 가볍게 먹기

　간헐적 단식을 하면서 식사 한 끼의 소중함을 깨닫게 되었다. 특히 맛난 음식을 좋은 사람들과 함께 나누면서 즐기는 식사는 그 자체만으로도 행복이다. 하지만 좋은 사람들과 함께 하다보면 과식과 과음을 하는 경우가 종종 있다. 자제력이 뛰어난 사람들은 이런 상황이 어렵지 않겠지만 필자 같은 보통 사람들에게는 맛난 음식을 앞에 두고 쳐다만 봐야하는 것은 고문 그 자체다. 급하게 먹는 편은 아니지만 이야기하며 1~2시간을 먹다보면 위가 늘어날 때까지 음식을 채우는 경우가 있다.

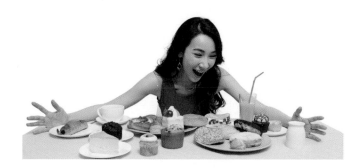

위에 음식이 가득차면 연동운동이 어렵다. 물론 소화효소가 잘 섞이지 않아서 소화도 잘 안 된다. 또한 이런 소화과정에 엄청난 소화에너지가 소모되면서 운동에너지와 치유에너지로 쓸 에너지가 부족해진다. 섭취한 음식이 모두 에너지로 전환되면 좋겠지만 세포가 영양을 받아들이고 사용하는데는 한계가 있기 때문에 초과된 영양은 몸 여기저기에 지방의 형태로 저장된다. 이렇게 저장된 지방과 음식을 대사하는 과정에서 나온 노폐물은 몸 안의 독소로 작용하면서 정상적인 대사를 방해한다.

소식과 음식의 절제는 장수마을의 공통적인 특징이다. 이런 최선의 방법을 선택하는 것이 좋지만 과식과 과음을 단정적으로 끊어버리기는 쉽지 않다. 그렇다면 과식과 과음 후에는 어떻게 하면 좋을까? 가장 먼저 몸에 독소로 작용할 수 있는 잉여 된 영양을 처리해야 한다. 우리 몸에서 잉여 된 영양은 간과 근육에 글리코겐으로 저장되고 남는 것은 지방으로 저장된다. 하지만 이런 활동이 금방 이루어지는 것은 아니다. 한두 끼 과식했다고 허릿살이 금방 늘지 않는 것을 보면 쉽게 이해할 수 있다. 따라서 과식이나 과음 후에는 탄수화물의 비율은 낮추고 비타민과 미네랄이 가득한 식사를 가볍게 하는 것이 좋다.

우리 몸은 신비롭게도 식사의 양과 질에 관계없이 간에서 신체 활동에 필요한 영양소를 일정하게 공급해 준다. 따라서 탄수화물이 적게 들어오면 에너지를 내기 위해서 간에 축적된 글리코겐을 사용하거나 지방으로 전환 대기 중인 영양소를 사용한다. 여기에 운동을 더하면 필요한 에너지를 소모하기 위해서 보다 적극적으로 잉여 된 칼로리를 사용한다. 여기서 중요한 포인트는 비타민과 미네랄을 꼭 챙겨야 한다는 것이다. 앞에서도 여러 번 언급했지만 충분한 비타민과 미네랄이 있어야 제대로 에너지 대사가 일어나기 때문이다. 가끔 생야채를 갈아 먹거나 샐러드를 먹는 분들이 있는데 야채는 차가운 성질이 있어서 장이 좋지 않거나 몸이 차가운 사람들은 신중히 선택해야 한다. 샐러드는 기본 체온이 높아서 초겨울에도 반팔을 입고 다니는 서양 사람들에게 잘 맞는 반면 우리나라 사람들에게는 숙성하거나 살짝 데친 채소가 더 잘 맞다.

필자의 경우는 과식 또는 과음한 다음날 아침은 사과 엑기스 1/3잔에 비타민 및 미네랄, 단백질, 당영양소를 타서 마신다. 단백질은 근육과 세포 생성에도 기여하지만 간이 효소를 만들고 독소를 해독하는데도 많이 사용된다. 이렇게 마시고 반나절만 지나면 몸이 한결 가벼워지는 것을 쉽게 느낄 수 있다.

『법구경』에 보면 당나라의 대시인 백거이와 도림선사의 이야기가
나온다.

백 거 이 : 부처님의 큰 뜻이 무엇입니까?
도림선사 : 모든 죄악을 짓지 말고 모든 선을 받들어 행하라.
백 거 이 : (비아냥거리며) 그것은 세 살 먹은 어린아이도
　　　　　 아는 말이 아닙니까?
도림선사 : 세 살 먹은 어린아이도 알 수 있으나 여든 살
　　　　　 먹은 노인도 행하기 어렵다.

　사실 우리는 어떻게 하면 건강해지고 어떻게 하면 건강
이 나빠지는지 이미 알고 있다. 필자가 언급한 건강의 조건
인 양질의 혈액과 혈액순환, 그리고 필수 요소인 심리적 안
정, 균형된 영양, 적절한 운동도 아주 상식적인 이야기다.
이런 상식 속에서 건강에 도움이 되는 습관을 실천하고 건
강에 나쁜 습관들을 끊어버리면 누구나 건강해 질 수 있다.
하지만 사람들은 상식보다는 어려운 곳에서 건강을 찾으려
고 한다. 가까운 곳에 답이 있음에도 먼 길을 돌아가면서
시간과 돈과 건강을 낭비하는 경우가 많다. 물론 아프면 병
원에 가야한다. 하지만 병이 나기 전에 몸이 보내는 소소한
신호에 귀를 기울이면 어렵지 않게 건강을 지킬 수 있다.

이렇게 건강을 지키기 위해서는 건강에 대해서 적극적인 태도가 필요하다.

사람들을 살펴보면 건강에 대해 크게 세 가지 태도를 보인다.

첫째는 생명은 신의 영역이라고 말하면서 흘러가는 대로 사는 사람이다.

분명 생명은 신의 영역이지만 건강은 개인의 습관과 노력에 의해서 좌우되는 경우가 더 많다. 신은 인간들에게 많이 먹고 적게 움직이라고 말한 적이 없다. 특히 사랑이 충만한 신은 인간이 아프면서 오랫동안 사는 것을 절대 바라지 않을 것이다. 건강에 대해서 이렇게 무관심한 사람들에게는 특별히 해 줄 말이 없다.

두 번째는 건강에 대한 욕구는 있지만 여러 가지 이유로 신경을 쓰지 못하는 경우다.

건강의 중요성은 잘 알지만 시간이 없어서, 돈이 없어서, 여유가 없어서, 마음에 들지 않아서, 귀찮아서라는 다양한 이유를 들면서 거부한다. 이런 사람들에게는 다음과 같은 조언을 한다. 인류는 관리를 해도 100년을 살 것이고 관리를 하지 않아도 100년을 살 것이다. 단지 누워서 100세를 맞을 것인지, 자신의 다리로 걸어 다니면서 건강하게 100세를 맞을 것인지의 차이일 뿐이다.

세 번째는 건강에 대한 욕구가 높아서 이런 저런 노력을 꾸준히 하는 사람들이다.

삶과 건강에 대한 열정이 남다르지만 잘못된 방법으로 건강을 해치거나 자신과 맞지 않는 방법으로 시간과 돈을 낭비하는 경우가 많다. 이런 사람들에게는 먼저 건강에 관련된 다양한 책을 권한다. 책을 많이 읽다보면 건강을 다양한 각도에서 볼 수 있는 식견과 건강에 대한 통찰을 얻을 수 있다. 이 책 또한 여러분들의 건강 공부에 분명 도움이 될 것이다.

100세 시대를 맞이하기 위해서 당신은 어떤 준비를 하고 있는가?

매달 적금을 내듯이 또는 아파트 관리비를 내듯이 자신에게 시간과 노력을 투자해 보는 것은 어떨까? 몸은 아주 정직하다. 절대 손해 보지 않는 투자이며 가장 가성비 높고 안전하고 만족스러운 투자가 될 것이다. 당신의 현명한 선택이 건강한 삶으로 이어지길 응원한다.

참고문헌

01. 호모 헌드레드-KBS 생로병사의 비밀, 슈퍼 100세 신인류의 조건을 말하다 (2013, KBS 생로병사의 비밀 제작팀)

02. 잃어버린 영양소 (스티브뉴전트, 용안미디어, 2007)

03. 모세혈관, 건강의 핵심 젊음의 비결 (네고로히데유키, 시그마북스, 2018)

04. 국가암정보센터 (암유병 현황, 2015)

05. 국립중앙치매센터(보건복지부의 2012년 치매 유병율 조사)

06. 스트레스 (로버트 새폴스키/이지윤,이재담, 사이언스북스, 2008)

07. 마틴 셀리그만의 긍정심리학 (마틴 셀리그만/김인자,우문식, 2014)

08. 스트레스의 힘 (켈리 맥고니걸/신예경, 21세기북스 2020)

09. 스트레스, 과학으로 풀다 (그리고리 L.프리키온, 애너 이브코비치, 앨버트 S.융/서정아, 2017)

10. 죽기 전까지 걷고 싶다면 스쿼트를 하라 (고바야시 히로유키/홍성민, 동양북스,2018)

11. 몸이 먼저다 (한근태, 미래의 창, 2014)

12. 수면의 과학 (사쿠라이 다케시/장재순, 을유문화사, 2018)

13. 소금과 물 우리 몸이 원한다 (박의규, 지식과 감성, 2016)

14. 명견만리-새로운 사회편(KBS 명견만리팀, 인플루엔셜, 2017)

15. 사람의 몸에는 100명의 의사가 산다 (서재걸, 문학사상, 2008)

16. 혈액의 모든 것 (히가시 시게요시/나희, 살림LIFE, 2008)

17. 간헐적 운동 (강현주, 그리고책, 2013)

18. 사람이 병에 걸리는 단 2가지 원인 (아보 토오루/박포, 중앙생활사,2011)

19. 모세혈관, 건강의 핵심 젊음의 비결 (네고로히데유키/김은혜, 시그마북스, 2018)

20. 「국민건강영양조사」(2017),보건복지부

21. 2018년도 학생 건강검사 표본통계

22. 먹고 단식하고 먹어라 (브래드필론/박종윤, 36.5, 2013)

23. 일본 도쿄대 사토시 니시무라, 이치로 마나베 박사팀에서 미국 의학전문지《임상연구지》에 발표한 내용

24. 클 린 (알레한드로 융거/조진경, 쌤앤파커스, 2010)

25. 클린커트 (알레한드로 융거/조진경, 쌤앤파커스, 2014)

26. 얼굴을 보면 숨은 병이 보인다 (미우라 나오키/이주관,오승민, 청홍, 2019)

27. 눈 질환 식생활 개선으로 낫는다 (야마구치 고조/이동희, 전나무숲, 2017)

28. 백내장 녹내장 소식으로 낫는다 (야마구치 고조/이동희, 전나무숲, 2008)

29. 의사의 반란 (신우섭, 에디터, 2020)

30. 아프다면 만성염증 때문입니다 (이케타니 도시로/오시연, 보누스, 2019)

31. 좋은 의사는 소염제를 처방하지 않는다 (하비 비겔슨/박병오, 라의눈, 2018)

32. 한국보건사회연구원 발간 '보건복지 이슈앤포커스'-과로가 건강에 미치는 영향과 부담

33. 완전탈출 만성피로 (스기오카 주지/황선희, 페이퍼타이거, 2019)

34. 스트레스가 만병의 원인이다 (아보 도오루/정유선, 부광출판사, 2019)

35. 고혈압은 병이 아니다 (마쓰모토 미쓰마사/서승철, 에디터, 2015)

36. 환자혁명 (조한경, 에디터, 2017)

37. 스킨케어 (2011, 수전 C.테일러, 빅토리아 할러웨이 바르보사/정현진, 대가, 2011)

38. 피부노화는 왜? (흥미로운 미디어, 흥미로운 미디어, 2017)

39. 잘못된 식생활이 성인병을 만든다 (미국상원영양문제특별위원회/원태진, 형성사, 2003)

40. 등면역 (서재걸, 블루페가수스, 2019)

41. 입 몸 냄새 모두 싹 (고미 츠우네키/강영배, 황금부엉이, 2009)

42. 기적의 골격진정 (양이웅/양재원, 한언, 2010)

43. 뼈는 거짓말하지 않는다 (박진영, 바른북스, 2017)

44. 화엄경(華嚴經) (김지견, 민족사, 2001)

45. 만성피로극복프로젝트 (이동환. 대림북스, 2013)

46. 몸매가 예뻐지는 단백질 듬뿍 다이어트 요리 (김지영, FP시피팩토리, 2017)

47. 단백질의 일생 (나가타 가즈히로/위정훈, 파피에, 2018)

48. 단백질이 없으면 생명도 없다 (다케무라 마사하루/배영진, 전나무숲, 2018)

49. 농림축산식품부 (2014년 국가별 연간 1인당 육류소비량)

50. 호흡혁명 (음슈옌/이소희, 일요일, 2018)

51. 매력적인 장 여행 (기울리아 엔더스/배명자, 와이즈베리, 2014)

52. 밀가루만 끊어도 100가지 병을 막을 수 있다 (스티븐 왕겐/박지훈, 끌레마, 2012)

53. 시계유전자―하버드 의대 연구진이 밝혀낸 호르몬 밸런스의 비밀 (네고로 히데유키/이희정, 경향비피, 2017)

54. 골수내공 (만탁치아/이여명, 힐링타오(타오월드), 2012)

55. 남자의 뱃살 (유태우, 비타북스, 2012)

56. 10퍼센트 인간 (앨러너 콜렌/조은영, 시공사, 2016)

57. 몸이 되살아나는 장 습관 (김남규, 매일경제신문사, 2019)

58. 장이 깨끗하면 뇌도 건강해진다 (나가누마 타카노리/배진영, 전나무숲, 2020)

59. 장 건강하면 심플하게 산다 (이송주, 레몬북스, 2019)

60. 황제내경 (장치청/오수현, 판마동, 2015)

61. 화 (틱낫한/최수민, 명진출판, 2012)

62. 의사에게 살해당하지 않는 47가지 방법 (곤도마코토/이근아, 더난, 2015)

63. 당영양소 특허의 가치 (최신혜, 아이프렌드, 2017)

64. 병원 가지 않고 통증 잡는 5분 스트레칭 (피지컬랠러리, 피오르드, 2018)

65. 나는 침뜸으로 승부한다 (구당 김남수, 정통침뜸연구소, 2008)

66. 숨 쉴 때마다 건강해지는 뇌 (다키야스유키, 21세기북스, 2018)

67. 인문학으로 만나는 몸공부 (차경남, 글라이더, 2016)

68. 인문학으로 만나는 마음공부 (차경남, 글라이더, 2019)

69. 눈은 1분 만에 좋아진다 (콘노세이시 / 은영미, 나라원, 2015)

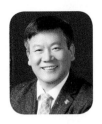

| 권선복 | 도서출판 행복에너지 대표이사

　모두가 건강하게 오래 살기를 꿈꾸는 시대입니다. 먹고사는 일이 과거에 비해 현저히 좋아짐으로써 이제 단순히 오래 사는 것이 아니라 활발한 신체를 가지고 건강하게 사는 것을 바라는 사람들이 늘어나고 있습니다.

　과연 건강은 무엇일까?

　어떻게 사는 것이 건강한 인생일까?

　왜 그렇게 하면 건강하고 그렇게 하지 않으면 건강하지 않은 걸까?

　무작정 '이렇게 하시오'라고 하지 않고 차근차근 설명하여 납득하기 쉽게 이해하도록 도와줄 순 없을까?

　이 책은 그러한 분들을 위하여 알짜배기 건강 정보를 담아낸 매력적인 도서입니다. 우리가 흔히 지나치기 쉬운 문제들, 정확히 알고 있지 않은 이야기, 알고 있으면 도움이 되고 인생이 풍요로워질 건강 관련 팁이 어렵지 않은 쉬운 문제로 쓰여 있어 금방 머릿속에 쏙쏙 들어오는 신기한 경험을 하게 됩니다.

'목마른 자가 우물을 찾는다'는 말이 있듯이, 건강에 대한 엄청난 정보들이 난무하는 이 시대에 많은 이들이 건강과 관련하여 이것저것 알아보고 있지만, 꼭 필요한 정보만 골라서 섭취하기가 오히려 까다로워지는 상황입니다. 본 도서는 그러한 '건강 탐구 입문 초보자'들을 위해서 훌륭한 가이드를 제공할 수 있을 것입니다.

읽다 보면 건강에 대한 실속 있는 정보들이 일목요연하게 정리가 되어 '이렇게 하면 되겠다'는 확신을 심어주니 속이 시원해집니다.

어려운 것이 아닌, 실생활에 바로바로 적용할 수 있는 건강관리를 위한 실속 있는 이야기들!

현대인들의 건강관리 스트레스를 한 방에 풀어줄 수 있는 깔끔한 책!

차근차근 걸음마부터 시작하여 책장을 덮는 순간 '나도 이제 건강 전문가'가 되었다는 생각을 갖게 해주는 본서를 집필한 저자의 노력에 박수를 보냅니다.

이토록 중요한 요점만 담아 엮은 본 서를 통하여 많은 이들의 건강관리에도 청신호가 켜지기를 바랍니다.

본 서의 제목처럼 무병장수의 삶은, 결코 꿈이 아닌 것입니다!

많은 이들의 건강에 푸른 청신호가 팡팡팡! 터지기를 기원 드립니다. 우리 모두 건강해집시다!

Happy Energy books

좋은 **원고**나 **출판 기획**이 있으신 분은 언제든지 **행복에너지**의 문을 두드려 주시기 바랍니다.
ksbdata@hanmail.net www.happybook.or.kr 단체구입문의 ☎ 010-3267-6277

도서출판 **행복에너지**

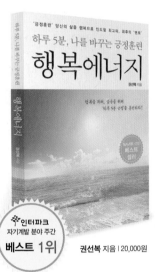

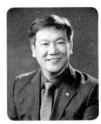

하루 5분, 나를 바꾸는 긍정훈련

행복에너지

'긍정훈련' 당신의 삶을
행복으로 인도할
최고의, 최후의 '멘토'

'행복에너지
권선복 대표이사'가 전하는
행복과 긍정의 에너지,
그 삶의 이야기!

인터파크
자기계발 분야 주간
베스트 1위

권선복 지음 | 20,000원

권선복

도서출판 행복에너지 대표
영상고등학교 운영위원장
대통령직속 지역발전위원회
문화복지 전문위원
새마을문고 서울시 강서구 회장
전) 팔팔컴퓨터 전산학원장
전) 강서구의회(도시건설위원장)
아주대학교 공공정책대학원 졸업
충남 논산 출생

책 『하루 5분, 나를 바꾸는 긍정훈련 - 행복에너지』는 '긍정훈련' 과정을 통해 삶을 업그레이드하고 행복을 찾아 나설 것을 독자에게 독려한다.

긍정훈련 과정은 [예행연습] [워밍업] [실전] [강화] [숨고르기] [마무리] 등 총 6단계로 나뉘어 각 단계별 사례를 바탕으로 독자 스스로가 느끼고 배운 것을 직접 실천할 수 있게 하는 데 그 목적을 두고 있다.

그동안 우리가 숱하게 '긍정하는 방법'에 대해 배워왔으면서도 정작 삶에 적용시키지 못했던 것은, 머리로만 이해하고 실천으로는 옮기지 않았기 때문이다. 이제 삶을 행복하고 아름답게 가꿀 긍정과의 여정, 그 시작을 책과 함께해 보자.

**"좋은 책을
만들어드립니다"**
저자의 의도 최대한 반영
전문 인력의 축적된 노하우를
통한 제작!
다양한 마케팅 및 광고 지원!

최초 기획부터 출간에 이르기까지, 보도 자료 배포부터 판매 유통까지! 확실히 책임져 드리고 있습니다. 좋은 원고나 기획이 있으신 분, 블로그나 카페에 좋은 글이 있는 분들은 언제든지 도서출판 행복에너지의 문을 두드려 주십시오! 좋은 책을 만들어 드리겠습니다.

| 출간도서종류 |
시·수필·소설·자기계발·
일반실용서·인문교양서·평전·칼럼·
여행기·회고록·교본·경제·경영 출판

도서출판 **행복에너지**
www.happybook.or.kr
☎ 010-3267-6277
e-mail. ksbdata@daum.net